·全国高等医药院校医学检验技术（医学检验）专业规划教材·

分子诊断学实验指导

（第2版）

主　编　金　晶　陈　茶
编　委　（以姓氏笔画为序）
　　　　刘　湘（湖北中医药大学）
　　　　严永敏（江苏大学医学院）
　　　　李有强（广州中医药大学）
　　　　张　磊（吉林医药学院）
　　　　陈　茶（广州中医药大学）
　　　　陈维春（广东医学院）
　　　　金　晶（温州医科大学）
　　　　赵　屹（中国科学院计算技术研究所）
　　　　黄　彬（中山大学）

中国医药科技出版社

内容提要

本书是全国高等医药院校医学检验技术专业的规划教材之一,是《分子诊断学》(第3版)的配套教材。全书分为八章,共计42个实验。前六章包括核酸的分离、纯化与鉴定技术、核酸分子杂交技术、核酸扩增技术、分子克隆技术、蛋白质组学研究技术、生物信息学技术等,以临床常见的疾病(基因)作为实验对象,介绍分子生物学的基本实验技术及临床应用;综合性实验、自主设计性实验两章旨在提高学生的综合实践能力与自主学习能力。

本书可供高等医学院校医学本科、专科学生使用,也可供从事临床检验工作和医学研究的技术人员使用。

图书在版编目(CIP)数据

分子诊断学实验指导/金晶,陈茶主编.—2版.—北京:中国医药科技出版社,2015.8

全国高等医药院校医学检验技术(医学检验)专业规划教材

ISBN 978-7-5067-7586-1

Ⅰ.①分… Ⅱ.①金…②陈… Ⅲ.①分子生物学—实验室诊断—医学院校—教材 Ⅳ.①R466

中国版本图书馆CIP数据核字(2012)第205933号

美术编辑 陈君杞
版式设计 郭小平

出版 中国医药科技出版社
地址 北京市海淀区文慧园北路甲22号
邮编 100082
电话 发行:010-62227427 邮购:010-62236938
网址 www.cmstp.com
规格 889×1194mm $^1/_{16}$
印张 6 $^3/_4$
字数 163千字
初版 2010年2月第1版
版次 2015年8月第2版
印次 2017年5月第2次印刷
印刷 三河市双峰印刷装订有限公司
经销 全国各地新华书店
书号 ISBN 978-7-5067-7586-1
定价 15.00元

本社图书如存在印装质量问题请与本社联系调换

全国高等医药院校医学检验技术（医学检验）专业规划教材

建设委员会

主 任 委 员 丛玉隆（中国人民解放军总医院）
副主任委员 （以汉语拼音为序）
　　　　　　　樊绮诗（上海交通大学医学院）
　　　　　　　胡丽华（华中科技大学同济医学院）
　　　　　　　刘新光（广东医学院）
　　　　　　　吕建新（温州医科大学）
　　　　　　　王　前（南方医科大学）
　　　　　　　吴忠道（中山大学中山医学院）
　　　　　　　姚　智（天津医科大学）
　　　　　　　尹一兵（重庆医科大学）
委　　　员 （以汉语拼音为序）
　　　　　　　陈育民（河北工程大学医学院）
　　　　　　　洪秀华（上海交通大学医学院）
　　　　　　　胡建达（福建医科大学）
　　　　　　　胡翊群（上海交通大学医学院）
　　　　　　　李咏梅（北华大学医学部）
　　　　　　　刘　辉（大连医科大学）
　　　　　　　刘成玉（青岛大学医学院）
　　　　　　　吕世静（广东医学院）
　　　　　　　王　辉（新乡医学院）
　　　　　　　徐克前（中南大学湘雅医学院）
　　　　　　　姚群峰（湖北中医药大学）
　　　　　　　张进顺（河北北方学院）
　　　　　　　吴俊英（蚌埠医学院）
　　　　　　　郑铁生（江苏大学医学院）
秘 书 长 匡罗均（中国医药科技出版社）
办 公 室 罗万杰（中国医药科技出版社）
　　　　　　　尚亭华（中国医药科技出版社）

全国高等医药院校医学检验技术（医学检验）专业规划教材

出版说明

全国高等医药院校医学检验专业规划教材，于20世纪90年代开始启动建设。是在教育部、原国家食品药品监督管理局的领导和指导下，在广泛调研和充分论证基础上，由中国医药科技出版社组织牵头江苏大学、温州医科大学、中山大学、华中科技大学同济医学院、中南大学湘雅医学院、广东医学院、上海交通大学医学院、青岛大学医学院、广西医科大学、南方医科大学、301医院等全国20多所医药院校和部分医疗单位的领导和专家成立教材建设委员会共同规划下，编写出版的一套供全国医学检验专业教学使用的本科规划教材。

本套教材坚持"紧扣医学检验专业本科教育培养目标，以临床实际需求为指导，强调培养目标与用人需求相结合"的原则，10余年来历经二轮编写修订，逐渐形成了一套行业特色鲜明、课程门类齐全、学科系统优化、内容衔接合理的高质量精品教材，深受广大师生的欢迎，为医学检验专业本科教育做出了积极贡献。

本套教材的第三轮修订，是在我国高等教育教学改革的新形势和医学检验专业更名为医学检验技术、学制由5年缩短至4年、学位授予由医学学士变为理学学士的新背景下，为更好地适应新要求，服务于各院校教学改革和新时期培养医学检验专门人才需求，在2010年出版的第二轮规划教材的基础上，由中国医药科技出版社于2014年组织全国40余所本科院校300余名教学经验丰富的专家教师不辞辛劳、精心编撰而成。

本轮教材含理论课程教材10门、实验课教材8门，供全国高等医药院校医学检验技术（医学检验）专业教学使用。具有以下特点：

1. 适应学制的转变　第三轮教材修订符合四年制医学检验技术专业教学的学制要求，为目前的教学提供更好的支撑。

2. 坚持"培养目标"与"用人需求"相结合　紧扣医学检验技术专业本科教育培养目标，以医学检验技术专业教育纲要为基础，以国家医学检验技术专业资格准入为指导，将先进的理论与行业实践结合起来，实现教育培养和临床实际需求相结合，做到教师好"教"、学生好"学"、学了好"用"，使学生能够成为临床工作需要的人才。

3. 充实完善内容，打造教材精品　专家们在上一轮教材基础上进一步优化、精炼和充实内容。坚持"三基、五性、三特定"，注重整套教材的系统科学性、学科的衔接性。进一步精简教材字数，突出重点，强调理论与实际需求相结合，进一步提高教材质量。

编写出版本套高质量的全国高等医药院校医学检验技术（医学检验）专业规划教材，得到了相关专家的精心指导，以及全国各有关院校领导和编者的大力支持，在此一并表示衷心感谢。希望本套教材的出版，能受到全国本科医学检验技术（医学检验）专业广大师生的欢迎，对促进我国医学检验技术（医学检验）专业教育教学改革和人才培养做出积极贡献。希望广大师生在教学中积极使用本套教材，并提出宝贵意见，以便修订完善，共同打造精品教材。

全国高等医药院校医学检验技术（医学检验）专业规划教材建设委员会
中国医药科技出版社
2015年7月

前言

2012年教育部颁发了新的《普通高等学校本科专业目录》，将医学检验专业归入医学技术类，更名为医学检验技术专业，学制统一为四年制。为适应医学检验技术专业新的人才培养模式，根据全国高等医药院校医学检验专业规划教材建设委员会的要求，组织编写了医学检验技术专业新一轮规划教材。本教材在第1版的基础上，补充了分子诊断学技术的新进展，更加注重检验技术的应用性与实用性，旨在提高学生的动手能力和综合分析及解决实际问题的能力。

本次修订在配合《分子诊断学》(第3版) 理论教材的前提下，秉承第1版教材的编写理念，保留了第1版的基本框架，只是将九章调整为八章，使其结构更合理，内容更系统、更贴近临床。将分子诊断学的基本技术以单一验证性实验的形式编写，如第一章"核酸的分离、纯化与鉴定技术"，实际应用时可以根据需要编排成综合性实验开展教学。在新增加的第七章"综合性实验"中例举了部分综合性实验，并且给出了解题思路作为参考，而在第八章"自主设计性实验"中提出了一些科学研究小课题，作为学生课后自主学习的有益补充；原"聚合酶链反应"与"其他分子诊断技术"两章合并为1章，精炼了内容，增加了临床上广泛开展的实时荧光定量PCR技术，同时以临床常见的疾病（基因）作为检测对象；将"DNA测序技术"扩展为"生物信息学技术"，增加了极具实用性的生物信息学数据库的介绍与引物设计等常见软件的使用；保留了经典的"分子克隆技术""蛋白质组学研究技术"与"核酸分子杂交技术"三章，增加了T-A克隆重组、Southern印迹杂交与Northern印迹杂交等实验室常用技术。

本教材在编写过程中得到了温州医科大学等相关院校及单位的大力支持，也得到了安徽医科大学李冬冬、中国科学院计算技术研究所卜德超、董园的大力帮助，在此表示衷心感谢。

尽管各位编委尽了最大努力，但由于水平有限、编写时间紧迫，书中难免存在疏漏和不足之处，敬请广大读者和同行专家们批评指正。

编　者
2015年7月

目录

第一章　核酸的分离、纯化与鉴定技术	1
实验一　蛋白酶 K-苯酚法制备基因组 DNA	1
实验二　碘化钠法制备人外周血白细胞 DNA	4
实验三　碱裂解法制备质粒 DNA	5
实验四　聚乙二醇法纯化质粒 DNA	7
实验五　异硫氰酸胍-苯酚-三氯甲烷一步法制备总 RNA	8
实验六　磁珠纯化 mRNA	11
实验七　分光光度法测定核酸的浓度和纯度	13
实验八　琼脂糖凝胶电泳检测 DNA	14
实验九　甲醛变性凝胶电泳检测 RNA	16
实验十　变性聚丙烯酰胺凝胶电泳检测单链 DNA 或 RNA	17
第二章　核酸分子杂交技术	20
实验十一　Southern 印迹杂交	20
实验十二　Northern 印迹杂交	24
实验十三　荧光原位杂交	26
实验十四　斑点及狭缝印迹杂交	28
第三章　核酸扩增技术	31
实验十五　PCR 扩增大肠埃希菌 *fliC* 基因	31
实验十六　多重 Gap-PCR 检测 α-地中海贫血基因缺失	33
实验十七　等位基因特异性扩增检测 CYP2C9 基因多态性	36
实验十八　PCR-RFLP 检测 β 珠蛋白基因点突变	38
实验十九　PCR-SSCP 检测凝血因子 V 基因突变	40
实验二十　RT-PCR 检测流感病毒 M 基因的 mRNA 水平	43
实验二十一　实时荧光定量 PCR（染料法）检测 HER2 癌基因表达	45
实验二十二　实时荧光定量 PCR（探针法）检测乙型肝炎病毒 DNA	47
第四章　分子克隆技术	50
实验二十三　DNA 的限制性酶切反应	50
实验二十四　DNA 片段的回收	51
实验二十五　DNA 的重组连接	52
实验二十六　感受态细胞的制备与转化	54
实验二十七　重组质粒的筛选与鉴定	56
实验二十八　外源基因的诱导表达与检测	58
第五章　蛋白质组学研究技术	63
实验二十九　双向凝胶电泳技术分析胃癌蛋白质组	63
实验三十　免疫印迹法检测细胞中 Bcl-2 蛋白水平	65

第六章　生物信息学技术 ·· 68
　　实验三十一　生物信息学数据库及软件基本介绍和使用 ························ 68
　　实验三十二　DNA 测序数据分析流程 ··· 76
　　实验三十三　RNA 测序数据分析流程 ··· 80

第七章　综合性实验 ·· 85
　　实验三十四　地中海贫血基因检测 ·· 85
　　实验三十五　胃癌差异蛋白质分析 ·· 85
　　实验三十六　结核分枝杆菌的检测 ·· 85
　　实验三十七　原核基因的克隆表达与鉴定 ·· 86

第八章　自主设计性实验 ·· 87
　　实验三十八　人乳头瘤病毒衣壳抗原的表达 ·· 87
　　实验三十九　16S rRNA 基因鉴定空肠弯曲菌 ··· 87
　　实验四十　　血浆循环 DNA 水平诊断肝细胞癌 ···································· 87
　　实验四十一　细胞色素 P-450 药物代谢基因型与表型的分析 ················ 88
　　实验四十二　耐药性的分析 ·· 88

附录 ·· 89
　　附录一　核酸和蛋白质数据 ·· 89
　　附录二　常用试剂的配制 ·· 91

参考文献 ·· 96

第一章　核酸的分离、纯化与鉴定技术

　　DNA和RNA是分子诊断学的主要检测对象,是临床疾病重要的分子标志物。针对生物样本进行核酸的分离纯化是分子生物学检验技术的基础工作,也是诊断这些标志物与临床疾病关系的前提。细胞内无论DNA还是RNA均与蛋白质结合在一起,核酸的分离一般是在充分裂解细胞或组织的基础上,变性核蛋白复合物,使其释放出DNA或RNA,然后进行纯化,将核酸与蛋白质、多糖、脂肪等生物大分子分开。

　　分离制备的总原则是要保证核酸一级结构的完整,尽量排除其他分子的污染,保证核酸的纯度。需尽量简化操作步骤、缩短操作时间,防止缓冲液过酸或过碱,避免剧烈的溶液振荡、搅拌和反复冻融等机械剪切力引起的DNA、RNA降解,整个过程中需要灭活DNA酶（DNase）或RNA酶（RNase）。DNA对碱性溶液相对稳定,RNA对酸性溶液相对稳定,理化性质及细胞定位上的差异决定了两者的最适分离与纯化的条件不尽相同。分离与纯化核酸的方法较多,需根据实验材料的质与量、待分离核酸的性质及用途来具体选择。

　　本章重点介绍基因组DNA、质粒DNA、RNA等的分离纯化方法,核酸鉴定（纯度分析、浓度测定及结构检测）的基本原理、方法和操作注意事项等。

实验一　蛋白酶K-苯酚法制备基因组DNA

【目的】

　　掌握蛋白酶K-苯酚法提取真核细胞基因组DNA的原理与方法,DNA浓度的测定及DNA保存方法。

【原理】

　　研磨破碎后的生物组织或细胞样品,用裂解液裂解细胞膜、核膜,使基因组DNA与组蛋白分离,再用苯酚、三氯甲烷-异戊醇抽提去除蛋白质,最后经乙醇沉淀或透析可得到基因组DNA。

　　组织细胞裂解液的主要成分有蛋白酶K、乙二胺四乙酸（EDTA）、十二烷基硫酸钠（SDS）及RNA酶（RNase）。蛋白酶K能水解蛋白质,起到协助裂解细胞、降解DNA酶（DNase）使其失活、降解结合在DNA上的蛋白质等作用。EDTA为二价金属离子螯合剂,能抑制DNA酶的活性,并降低细胞膜的稳定性。SDS是一种阴离子表面活性剂,能与蛋白质分子结合,破坏蛋白质分子与其他分子间的非共价键,乳化脂质引起细胞膜降解,变性蛋白质及抑制DNA酶。RNA酶可水解细胞中的RNA,利于获得高纯度的DNA,减少DNA样品中的RNA杂质。

　　苯酚抽提主要是纯化DNA。苯酚可使蛋白质变性沉淀,并抑制DNA酶活性;三氯甲烷能加速有机相和水相的分离;异戊醇则减少在抽提过程中由于蛋白质变性产生的大量气泡。多次抽提可提高DNA的纯度。透析能减少对DNA的剪切效应,可得到200kb的高相对分子质量DNA。DNA不溶于有机溶剂,一般可以用乙醇进行沉淀,获得高纯度DNA。

【试剂】

1. 1mol/L Tris-HCl（pH 8.0）贮存液：121.1g 三羟甲基氨基甲烷（Tris）溶于 800ml 去离子水中，加入浓 HCl（约 42ml）调 pH 至 8.0，加水至 1000ml，分装，高压灭菌。

2. 0.5mol/L EDTA-2Na（pH 8.0）贮存液：18.61g EDTA-2Na·2H_2O 溶于 80ml 去离子水中，磁力搅拌器上剧烈搅拌。用 NaOH 调节溶液 pH 至 8.0（约需 2gNaOH 颗粒）加水定容至 100ml，分装，高压，室温保存（EDTA-2Na 需要加 NaOH，将溶液 pH 调节至近 8.0 时，才能完全溶解）。

3. TE 缓冲液（pH 8.0）：10mmol/L Tris-HCl，1mmol/L EDTA-2Na。

4. 20%（W/V）SDS 贮存液：100g 十二烷基硫酸钠溶于 400ml 灭菌去离子水，加热至 68℃ 助溶，加几滴浓盐酸调 pH 至 7.2，加水定容至 500ml，分装，室温保存（SDS 是一种有毒刺激物，呈微细晶粒，易扩散，称量完毕后清除天平及台面残留的 SDS）。

5. 细胞裂解液 I：10mmol/L Tris-HCl（pH 8.0），0.1mol/L EDTA-2Na（pH 8.0），0.5% SDS，20μg/ml 无 DNA 酶的胰 RNA 酶（使用前临用时加入）。

6. ACD 抗凝剂：0.48g 枸橼酸（柠檬酸），1.32g 枸橼酸钠，1.47g 葡萄糖溶于 100ml 蒸馏水。

7. 磷酸盐缓冲液（PBS，pH 7.4）：将 0.2g KCl，8g NaCl，0.24g KH_2PO_4 和 1.44g Na_2HPO_4 溶于 800ml 双蒸水中，以 HCl 将 pH 调至 7.4，加双蒸水至终体积 1000ml，分装，高压灭菌后室温保存。

8. Tris 盐缓冲液（TBS，pH 7.4）：8g NaCl，0.2g KCl，3g Tris 碱溶于 800ml 去离子水中，加 0.015g 酚红，用浓 HCl 调 pH 至 7.4，加水至 1000ml，分装，高压灭菌，室温保存。

9. 20mg/ml 蛋白酶 K：用灭菌的 50mmol/L Tris-HCl（pH 8.0）配制，分小包装，-20℃ 贮存，可反复冻融。

10. Tris 饱和苯酚（pH 8.0）。

11. 三氯甲烷-异戊醇（24:1，V/V），在棕色密封瓶中保存。

12. 无水乙醇。

13. 3mol/L 乙酸钠（pH 5.2）：408.1g 三水合乙酸钠用 800ml 双蒸水溶解，用冰乙酸调节 pH 至 5.2，加水定容至 1000ml，分装，高压。

14. 70% 乙醇。

15. 透析缓冲液：50mmol/L Tris-HCl，10mmol/L EDTA-2Na（pH 8.0）。

16. 液氮。

17. 无菌双蒸水（double distilled water，ddH_2O）：高压灭菌处理。

【器材】

高压蒸汽灭菌装置、匀浆器或研磨器、高速冷冻离心机、台式高速离心机、双重纯水蒸馏器或超纯水装置、恒温振荡培养箱、磁力加热搅拌器、微量移液器、宽口径移液管（出口直径大于 0.3cm）、50ml 离心管、Eppendorf 管、透析袋及夹子、眼科镊子、手术剪刀、冰盒等。

【操作步骤】

1. 样品制备

（1）组织标本　新鲜或冰冻组织，吸干血液，置于研钵，用剪刀清除筋膜等结缔组织，并尽可能剪碎。加入少许液氮，研磨成粉末状，待液氮蒸发，将粉末转入 Eppendorf 管中，加入适量细胞裂解液 I 混匀；或可将剪碎组织加 TE 缓冲液进行匀浆，转入 Eppendorf 管中。

（2）血液标本　血液标本与 ACD 抗凝剂按 6:1 混匀，0℃ 可保存数天或 -70℃ 可长期冻贮、备用。ACD 抗凝剂 1.0ml，1500×g 离心 10min，弃上清液（血浆）；如用冷藏血液，室温水浴中融化后用等体积 PBS 洗涤，3500×g 离心 15min，弃上清液。重复离心一次，弃上清液（血浆）。吸出淡黄色悬浮液（白细胞层）置于另一离心管中。

（3）悬浮培养细胞　将悬浮生长细胞悬液直接转入离心管中，4℃ 1500×g 离心 10min，弃去上清液，收集管底细胞沉淀。将细胞重新悬浮在 5~10ml 冰冷的 TBS 液中，洗涤一次，收集细胞。将沉淀细胞重悬 TE（pH 8.0）缓冲液中，调节细胞浓度为 $5×10^7$/ml。

（4）单层培养细胞　对于贴壁生长的细胞，需先用胰酶消化，后加入冰冷的 TBS，吹散自瓶壁脱落的细胞，细胞悬液移至离心管，4℃ 1500×g 离心 10min，弃去上清液。将细胞重新悬浮在 5~10ml 冰冷的 TBS 液中，洗涤一次，收集细胞。将沉淀细胞重悬 TE（pH 8.0）缓冲液中，调节细胞浓度为 $5×10^7$/ml（确保细胞呈分散状态，避免细胞成团块状）。

2. 细胞裂解　将上述组织或细胞悬液转入三角烧瓶，每毫升细胞悬液加入细胞裂解液 I 10ml，37℃ 温浴 1h。

3. 蛋白酶 K 消化　将细胞裂解液转入离心管中，加入蛋白酶 K 至终浓度 100μg/ml，混匀，37℃ 保温 12~24h 或 37℃ 1h 后，再 50℃ 保温 3h。保温过程中不时轻轻摇动，混匀反应液。液体逐渐变黏稠，表明 DNA 已部分释放出来。

4. 苯酚抽提　将上述溶液冷却至室温，加等体积 Tris 饱和苯酚（pH 8.0）溶液，温和、缓慢颠倒混匀成乳状，置室温 10min，5000×g 离心 15min。用宽口径移液管（出口直径为 0.3cm）小心吸出上层水相，移至一新的离心管中。

5. 三氯甲烷-异戊醇抽提　加等体积三氯甲烷-异戊醇，轻轻颠倒混匀，室温，5000×g 离心 10min。吸取上层水相至新的离心管中。

6. DNA 透析或沉淀

（1）DNA 沉淀　用于制备相对分子质量在 100kb~150kb 的 DNA。

往 DNA 溶液中加入 2 倍体积的无水乙醇、0.2 倍体积的 3mol/L 的乙酸钠（pH 5.2），充分混匀，DNA 形成絮状沉淀，用 U 形玻棒将 DNA 沉淀移出，污染的寡核苷酸仍留乙醇溶液中。若 DNA 沉淀为碎片，4℃ 5000×g 离心 5min，弃上清液，然后用 70% 乙醇洗涤沉淀两次（5000×g 离心 5min），尽量去尽乙醇溶液，打开离心管盖，室温 5min 使痕量乙醇挥发。待沉淀将近透明后（完全干燥的大分子 DNA 极难溶解），加 50~100μl 的 TE 溶解 DNA 沉淀，完全溶解后置 -20℃ 保存。

（2）DNA 透析　用于制备相对分子质量在 150kb~200kb 的 DNA。

将 DNA 溶液移入透析袋中（透析袋应留出大于样品体积的 2 倍空间），放入透析液，4℃ 透析 4 次，每次使用透析缓冲液 1000ml，每 6h 更换一次透析缓冲液，共约 24h。

7. 核酸保存　DNA 溶解于 TE 溶液中，通常于 4℃ 保存，在 -70℃ 可保存 5 年以上。若需长期保存哺乳动物细胞 DNA，可在 DNA 样本中加入 1 滴三氯甲烷，防止细菌和核酸酶的污染。

【注意事项】

1. 整个提取过程应尽量在低温下进行。
2. 基因组 DNA 相对分子质量较大，除了组织裂解过程可以剧烈振荡外，其他操作要轻轻颠倒混匀，小心吸取，避免分子受机械剪切力而发生断裂及降解。
3. 液氮操作时，应戴保暖手套和防护目镜，以防溅出的液氮冻伤皮肤。研棒、研钵最好先预冷，液氮加入时应缓慢操作。
4. 血液标本、组织样品应视为有毒生物材料，可能带有致病菌、病毒，应按生物安全操作规程操作。
5. 苯酚、三氯甲烷、异戊醇等有机溶剂腐蚀性很强，应尽可能在通风橱操作，操作时戴手套及防护镜,尽量避免皮肤接触或吸入体内。若皮肤与苯酚接触,可用大量的水清洗,并用肥皂洗涤,忌用乙醇。

【思考题】

1. 制备的 DNA 在什么溶液中较稳定?
2. 为防止基因组 DNA 的断裂,在操作中应注意什么?
3. 为什么在实验中需要保持低温?

(陈维春)

实验二 碘化钠法制备人外周血白细胞 DNA

【目的】

掌握碘化钠(NaI)法提取人外周血白细胞 DNA 的原理与方法。

【原理】

在低渗的双蒸水中,红细胞和白细胞膜均被破坏,释放出细胞质内容物及细胞核。加入高浓度 NaI 后,白细胞的核膜进一步被破坏,并解离 DNA-蛋白质复合物,使 DNA 以游离形式存在,易于提取。三氯甲烷-异戊醇使蛋白质变性并溶解脂质,离心后 DNA 存在于上层水相中,而多数蛋白质及其他有机物分布于下层有机相,从而实现分离。水相中的 DNA 用异丙醇或乙醇沉淀,即可获得较纯的 DNA 样品。

【试剂】

1. 6mol/L 碘化钠:称取 0.75g Na_2SO_4,45g NaI 溶于双蒸水中(约 30min),定容至 40ml。用 Whatman 滤纸过滤,装于棕色试剂瓶内,避光保存。
2. 三氯甲烷-异戊醇(24∶1,V/V)在棕色密封瓶中保存。
3. 异丙醇和 37% 异丙醇。
4. TE 缓冲液(pH 8.0)。
5. 70% 乙醇。
6. 无菌双蒸水。

【器材】

高压蒸汽灭菌装置、高速冷冻离心机、台式高速离心机、双重纯水蒸馏器或超纯水装置、微量移液器、宽口径移液管(出口直径为 0.3cm)、Eppendorf 管。

【操作步骤】

1. 取新鲜采集的抗凝血 100μl 于 Eppendorf 管中,4℃ 10 000×g 离心 1min,弃上清液。
2. 加入 200μl 无菌双蒸水,悬浮细胞沉淀。
3. 加入 200μl 6mol/L NaI,轻轻颠倒混匀。
4. 加入 400μl 三氯甲烷-异戊醇(24∶1,V/V),缓慢颠倒混匀,4℃ 10 000×g 离心 10min。
5. 转移上层水相 360μl 于新 Eppendorf 管中,加入纯异丙醇 200μl,缓慢颠倒混匀。
6. 室温放置 15min 后,4℃ 12 000×g 离心 10min。
7. 小心弃去上清液,加入 1ml 37% 异丙醇或 70% 乙醇(勿摇动),4℃ 12 000×g 离心10min。

8. 小心弃去异丙醇（或乙醇），再稍离心，用移液器吸尽液体，室温敞口放置5~10min，使残余的异丙醇（或乙醇）挥发干净。

9. 用50μl TE缓冲液溶解DNA，65℃ 1h或4℃过夜溶解，-20℃保存备用。

【注意事项】

1. 标本要尽可能新鲜，提取前白细胞应保持完整。
2. 所用Eppendorf管、吸头、双蒸水等均需要高压蒸汽灭菌。
3. 操作要轻微，尽量在4℃离心，使DNA保持低温。
4. 弃去异丙醇或乙醇时要小心操作，不要倒掉了DNA沉淀。

【思考题】

1. 采用碘化钠法提取外周血白细胞DNA的注意事项有哪些？
2. 如何判断所提取DNA的质量？
3. 请比较实验一、二的异同点。

（陈维春）

实验三　碱裂解法制备质粒DNA

【目的】

掌握碱裂解法提取质粒DNA的原理与方法。

【原理】

质粒DNA与染色体DNA由于化学本质相同，将两者分离是碱裂解法提取质粒DNA的主要目的，主要依据两者分子大小不同、碱基组成的差异以及质粒DNA的超螺旋共价闭合环状结构的特点来实现分离。将细菌悬浮于葡萄糖等渗溶液中，经NaOH-SDS强碱溶液处理，细胞壁和细胞膜被破坏，细胞崩解。强碱环境使得DNA碱基对之间的氢键断裂，细菌染色体DNA和质粒DNA均发生变性成为单链。加入酸性的乙酸-乙酸钾后，SDS中的钠离子被钾离子取代成为十二烷基硫酸钾（PDS），整个体系恢复至近中性，质粒DNA相对分子质量较小迅速复性，成为可溶性质粒DNA，小分子RNA也呈可溶状态溶解在上清液溶液中；而变性的大分子染色体DNA复性速度慢，与大分子RNA以及不溶的PDS-蛋白质复合物缠绕形成白色沉淀。通过离心，质粒DNA留在上清液中与染色体DNA及其他蛋白质组分分离。通过苯酚、三氯甲烷-异戊醇等有机溶剂抽提，或用柱纯化等方法进一步除去可溶性蛋白质，得到纯化的质粒DNA。

【试剂】

1. LB（Luria-Bertani）培养基：950ml去离子水中加入10g胰蛋白胨、5g酵母提取物、10g NaCl，摇荡加热至溶解，用5mol/L NaOH（约1.6ml）调pH至7.5，加水定容至1000ml，高压灭菌（LB培养基不能反复高压）。若制备固体培养基，则在灭菌前加入1.5%琼脂粉。
2. 氨苄西林（Ampicillin, Amp）母液：配成50mg/ml水溶液，-20℃贮存。
3. LB-AMP液体培养基：在100ml LB培养基中加入0.1ml 50mg/ml氨苄西林母液。
4. LB-AMP固体培养基（含氨苄西林50μg/ml）：在100ml LB培养基中加1.5g琼脂粉，经高压灭菌后冷却至55℃，加入0.1ml 50mg/ml氨苄西林母液，超净台中铺平板，制备LB-AMP固体培养基。

5. 1mol/L Tris-HCl（pH 8.0）缓冲液。

6. 1mol/L EDTA：800ml 水中加 372.2g EDTA-2Na·2H$_2$O，约 20g NaOH，调 pH 至 8.0，定容至 1000ml，高压灭菌。

7. GTE 缓冲液：50mmol/L 葡萄糖、25mmol/L Tris-HCl（pH 8.0），10mmol/L EDTA（pH 8.0），高压灭菌,4℃贮存（GTE 缓冲液不可反复高压灭菌）。

8. NaOH-SDS 溶液 双蒸水 880μl，加入 20μl 10mol/L NaOH，100μl 10% SDS，使用前临时配制（室温过低时，SDS 的溶解度会明显降低，需要加热）。

9. 3mol/L 乙酸-乙酸钾溶液 29.5ml 冰乙酸加 KOH 颗粒调 pH 至 4.8，加双蒸水定容至 100ml，室温贮存。

10. 10% SDS。

11. 无水乙醇和 70% 乙醇。

12. 2μg/μl RNA 酶：用 TE 缓冲液稀释。

13. 异丙醇。

14. Tris 饱和苯酚。

15. 三氯甲烷。

16. TE 缓冲液（pH 8.0）。

【器材】

台式高速离心机、涡旋振荡器、恒温振荡培养箱、高压灭菌锅、微量移液器、Eppendorf 管、吸头、无菌牙签、100ml 三角烧瓶、水浴锅、培养皿。

【操作步骤】

1. 将含有质粒的菌种划线接种于 LB-AMP 固体培养基上，37℃培养过夜。

2. 挑取单菌落接种到 5ml LB-AMP 液体培养基中，37℃振荡培养过夜，获得较浓的细菌培养液。

3. 取 1.5ml 菌液于 Eppendorf 管中，4℃ 12 000×g 离心 1min，弃培养基，收集菌体。

4. 将 Eppendorf 管倒置在吸水纸上，培养基尽可能去除干净。

5. 加 100μl GTE 缓冲液，用移液器吹打或用涡旋振荡器悬浮菌体，使菌体充分悬浮，室温放置 5min。（GTE 的作用是使细菌悬浮，高渗环境保护 DNA 不易断裂，抑制 DNA 酶活性）

6. 加入 200μl 新鲜配制的 NaOH-SDS 溶液，颠倒混匀 5 次，冰浴 2min。（NaOH-SDS 的作用是裂解细胞，NaOH 使核酸变性）

7. 加入 150μl 预冷的乙酸-乙酸钾溶液，颠倒混匀 5 次，冰浴 3min。

8. 4℃ 12 000×g 离心 10min，上清液移至另一支新 Eppendorf 管中。

9. 加入 2μg/μl RNA 酶溶液 2μl，37℃ 30min。

10. 加等体积 Tris 饱和苯酚抽提一次，4℃ 12 000×g 离心 5min，取上层水相至另一支新 Eppendorf 管中。

11. 加等体积三氯甲烷抽提一次，4℃ 12 000×g 离心 5min，取上层水相至另一支新 Eppendorf 管中。

12. 加 0.6 倍体积异丙醇，颠倒混匀，冰浴 10min，4℃ 12 000×g 离心 5min，弃上清液。

13. 沉淀用 0.5ml 70% 乙醇洗一次，4℃ 12 000×g 离心 5min，弃尽上清液，开盖室温放置 10min，使乙醇挥发干净。

14. 用 30μl TE 溶解 DNA 沉淀，4℃保存。

【注意事项】

1. 抽提过程应始终保持低温。

2. 苯酚、三氯甲烷、NaOH-SDS 溶液均有很强的腐蚀性，操作时应戴手套，避免沾到皮肤上。

3. NaOH-SDS 溶液应新鲜配制，加入后禁止涡旋震荡，冰浴时间不宜过长。

4. 划线接种和挑取单菌落的操作需严格无菌操作，不能污染。

5. 倒掉上清液和转移上清液的操作较多，注意上清液的弃和留。

【思考题】

1. 质粒 DNA 有哪些基本特征？
2. 操作中如何实现质粒 DNA 与染色体 DNA 的分离？
3. 碱裂解法提取质粒 DNA 应注意哪些问题？
4. 高浓度的乙酸-乙酸钾溶液有什么作用？

（陈维春）

实验四　聚乙二醇法纯化质粒 DNA

【目的】

掌握聚乙二醇-氯化镁沉淀法纯化质粒 DNA 的原理与方法。

【原理】

经碱裂解法制备的粗制质粒 DNA，可以先用氯化锂（LiCl）处理，沉淀其中的大分子 RNA，并用 RNA 酶水解小分子 RNA；然后用聚乙二醇 8000（PEG 8000）和 $MgCl_2$ 溶液沉淀质粒 DNA，小分子 RNA 和 DNA 片段仍留在上清液中；最后用苯酚-三氯甲烷抽提和乙醇沉淀进一步纯化质粒 DNA。

【试剂】

1. 5mol/L LiCl 溶液：21.2g LiCl 溶于 90ml 双蒸水中，完全溶解后定容至 100ml。高压灭菌，4℃保存。

2. 异丙醇。

3. 75% 乙醇。

4. TE 溶液（pH 8.0）。

5. 含 20μg/ml RNA 酶的 TE 溶液（pH 8.0）。

6. 苯酚-三氯甲烷（1∶1，V/V）。

7. 三氯甲烷。

8. 无水乙醇。

9. 3mol/L 乙酸钠（pH 5.2）溶液。

10. 无菌双蒸水。

11. PEG-$MgCl_2$ 溶液（PEG 8000，30mmol/L $MgCl_2$）：用无菌双蒸水溶解聚乙二醇（PEG 8000）40g，定容至 100ml，并使 $MgCl_2$ 浓度为 30mmol/L。0.22μm 滤膜过滤，室温保存。

【器材】

台式高速离心机、低温冷冻高速离心机、涡旋振荡器、高压消毒锅、微量移液器、Eppendorf 管、吸头、100ml 三角烧瓶。

【操作】

1. 将实验三碱裂解法制备的质粒 DNA 250μl 转移到 1.5ml Eppendorf 管。

2. 加入等体积冰预冷的 5mol/L LiCl，颠倒混匀，4℃ 12 000×g 离心 10min。

3. 将上清液转移至新的无菌 Eppendorf 管中，加入等体积异丙醇，颠倒混匀，冰浴 5min，4℃ 12 000×g 离心 10min，弃上清液。

4. 用 0.5ml 75% 冷乙醇洗涤沉淀和管壁，4℃ 12 000×g 离心 5min，小心倾去乙醇，并倒置于滤纸上控干液体，开盖室温放置 5~10min，使剩余乙醇挥发。

5. 用含 20μg/ml RNA 酶的 TE（pH 8.0）50μl 溶解沉淀，室温放置 30min。

6. 加入等体积的苯酚-三氯甲烷，温和颠倒数次，充分混匀，4℃ 12 000×g 离心 5min，小心将上清液转入另一 Eppendorf 管中。

7. 加入等体积三氯甲烷，按上述方法再抽提一次，小心将上清液转入新的 Eppendorf 管中。

8. 加入 1/10 体积的 3mol/L 乙酸钠（pH 5.2）和 2~3 倍体积的无水乙醇，混匀，-20℃ 放置 10min，4℃ 12 000×g 离心 5min，弃上清液。

9. 将 DNA 沉淀溶于 80μl 无菌双蒸水中，加入 PEG-MgCl$_2$ 溶液 40μl，混匀，室温放置 10min，4℃ 12 000×g 离心 20min，弃上清液。

10. 沉淀用预冷的 75% 乙醇洗涤 2 次，4℃ 12 000×g 离心 5min，弃去乙醇。

11. 重复步骤 10。倒置 Eppendorf 管于滤纸上控干液体，室温下放置 5~10min，使残余乙醇挥发。

12. 将质粒 DNA 用适量 TE 或无菌双蒸水溶解，分装标注后于 -20℃ 保存。

【注意事项】

1. LiCl 是一种强脱水剂，不仅可降低 RNA 的溶解度，还能使蛋白质从染色质上脱离。高浓度 LiCl 溶液可沉淀质粒 DNA 中污染的大分子 RNA 和蛋白质。

2. PEG-MgCl$_2$ 沉淀法不能有效地分离闭合环状和带切口的质粒 DNA。氯化铯-溴乙锭密度梯度离心法是分离此类质粒 DNA 的首选方法。

3. PEG 是以 H（OCH$_2$CH$_2$）$_n$OH 为重复单位聚合而成的直链分子，可用来沉淀 DNA。所用 PEG 的浓度与 DNA 片段的大小成反比。

4. PEG-MgCl$_2$ 沉淀法获得的质粒 DNA 一般纯度很高，可以用于细胞转染、酶切鉴定及 DNA 测序等。

【思考题】

1. PEG-MgCl$_2$ 沉淀质粒 DNA 的原理是什么？

2. LiCl 在 DNA 纯化过程中的作用是什么？

3. 纯化过程中用苯酚-三氯甲烷抽提后，为什么又用三氯甲烷再抽提一次？

(陈维春)

实验五　异硫氰酸胍-苯酚-三氯甲烷一步法制备总 RNA

【目的】

掌握异硫氰酸胍-苯酚-三氯甲烷一步法制备总 RNA 的原理与方法。

【原理】

高浓度的异硫氰酸胍可快速裂解细胞，促使核蛋白体解离，使 RNA 与核蛋白分离，并将 RNA 释放到溶液中。而异硫氰酸胍与 β-巯基乙醇综合作用还可迅速灭活细胞内的 RNA 酶，防止 RNA 被降解。释放出的 RNA 及其他杂质在酸性条件下用苯酚-三氯甲烷抽提，酸性苯酚可促使 RNA 进入水相，离心后可形成水相层和有机相层，RNA 存在于上层水相（无色），蛋白质、DNA 和脂类则存在于苯酚相（黄色），三氯甲烷可抽提酸性的苯酚。水相经异丙醇沉淀及乙醇洗涤后即可获得纯的总 RNA。

Trizol 是一种用于各种动植物组织、细胞及细菌等材料的总 RNA 抽提的即用型商品化试剂，具有极强的裂解能力，可在短时间内裂解细胞和组织样本，其主要成分和作用等同于本实验中的变性液，另外还含有苯酚、乙酸钠溶液（pH≥4.0）、8-羟基喹啉。苯酚用于抽提蛋白质，8-羟基喹啉可抑制 RNA 酶，与三氯甲烷联合使用可增强抑制作用。样本经 Trizol 处理 5min 后，加入三氯甲烷并离心，即分成水相层、中间层和有机相层，RNA 存在于水相层中。取出水相，用异丙醇沉淀可回收 RNA；用乙醇沉淀中间层可回收 DNA；用异丙醇沉淀有机相可回收蛋白质。Trizol 操作上的简便性允许其同时处理多个样品，所有的操作可在 1h 内完成。

【试剂】

1. 0.1% 焦碳酸二乙酯（DEPC）水：将 1ml DEPC 加入 1000ml 双蒸水中混匀，室温下放置过夜，高压灭菌后室温保存。

2. PBS。

3. 变性液：将 250g 异硫氰酸胍，26.4ml 10% 十二烷基肌氨酸钠和 17.6ml 0.75mol/L（pH 7.0）枸橼酸钠溶于 293ml DEPC 水中，65℃磁力搅拌至完全溶解，室温避光保存可稳定数月。临用前加入终浓度 0.1mol/L 的 β-巯基乙醇。

4. 2mol/L 乙酸钠（pH 4.0） 272.3g 三水合乙酸钠溶于 800ml 双蒸水中，以冰乙酸调节 pH 至 4.0，加双蒸水定容至 1000ml，分装，高压灭菌后室温保存。

5. 水饱和苯酚（pH 6.0）。

6. 三氯甲烷-异戊醇（24∶1，V/V）。

7. 异丙醇。

8. 75% 乙醇：用 DEPC 水配制。

9. 去离子甲酰胺。

10. 含 0.1mmol/L EDTA（pH 7.5）的 DEPC 水：将 37.2g EDTA-2Na·2H_2O 溶于 800ml DEPC 水中，磁力搅拌，以 NaOH 调 pH 至 7.5，双蒸水定容至 1000ml。分装，高压灭菌后室温保存。（EDTA-2Na·2H_2O 需用 NaOH 调节 pH 值接近 7.5 才能溶解）

【器材】

100ml 三角烧瓶、低温冷冻高速离心机、台式高速离心机、高压灭菌锅、匀浆器、磁力搅拌器、涡旋振荡器、1.5ml Eppendorf 管、微量移液器、吸头。

【操作步骤】

1. 样品制备

（1）组织 取新鲜的组织 100mg，用液氮迅速冷冻后，用预冷的研钵磨成粉末，加入 3ml 变性液，混匀后转入匀浆器中，冰浴中缓慢匀浆 15~20 次即为组织裂解液。（变性液中的异硫氰酸胍不仅可以迅速裂解细胞，还可在 β-巯基乙醇的协助下使细胞内 RNA 酶快速失活，保护 RNA 不被降解）

（2）细胞　①贴壁细胞，培养完成后弃培养液，用预冷的 PBS 洗涤 3 次，弃上清液，沉淀中加入变性液［2ml/（$1×10^6$～$1×10^7$ 个细胞）］覆盖细胞，吸管抽吸数次至溶液变黏稠；②悬浮细胞，室温离心细胞培养液（1000×g 离心 10min）以收集细胞，预冷的 PBS 洗细胞沉淀 3 次，弃上清液，加入变性液［2ml/（$1×10^6$～$1×10^7$ 个细胞）］，吸管抽吸数次至溶液变黏稠（溶液黏稠说明细胞已经裂解，细胞内容物释放）。

2. 总 RNA 的提取

（1）将步骤 1 中的裂解混合液 500μl 转至无 RNA 酶的 Eppendorf 管中，加入 1/10 体积的 2mol/L 乙酸钠（pH 4.0）、等体积的水饱和苯酚及 1/5 体积三氯甲烷-异戊醇，每加一种试剂均颠倒混匀 3～5 次。（酸性条件下 RNA 留在水相，DNA 和蛋白质则进入有机相）

（2）涡旋振荡 10s，冰浴 15min，以使核蛋白与 RNA 完全解离。

（3）4℃ 10 000×g 离心 20min，将上层水相（含 RNA）转至另一干净的无 RNA 酶 Eppendorf 管中，加入等体积的异丙醇，混匀，-20℃ 放置 30min，以沉淀 RNA。（不要吸取靠近界面的水相，以防吸入两相交界处的 DNA）

（4）4℃ 12 000×g 离心 20min，弃上清液，加入 0.3ml 变性液重悬沉淀，加入等体积异丙醇，混匀，-20℃ 放置 30min 再次沉淀 RNA。（为保证 RNA 沉淀不丢失，可先将上清液存于另一新 Eppendorf 管中，直到得到 RNA 沉淀再丢弃）

（5）4℃ 12 000×g 离心 10min，弃上清液。70% 乙醇洗涤沉淀，4℃ 12 000×g 离心 10min（重复两次）。

（6）小心吸去残留的乙醇，室温放置数分钟直至乙醇完全挥发。（干燥时间不宜太长，否则 RNA 难以溶解）

（7）加 50μl DEPC 水溶解沉淀（可 65℃ 水浴 10min 加速溶解）。

【注意事项】

1. 脂肪组织中三酰甘油含量较高而 RNA 含量较低，不宜用此法提取 RNA，可采用 Kamran Tavangar 改进的方法。

2. 高糖组织中存在大量的多糖和蛋白多糖，导致提取 RNA 时这类杂质很难除尽，RNA 经乙醇沉淀后很难溶解，同时会抑制 RT-PCR 反应。可改变从水相中沉淀总 RNA 的条件，例如加入 1/4 体积的异丙醇和等体积的 RNA 沉淀液（0.8mol/L 十五水合枸橼酸二钠盐，1.2 mol/L NaCl），室温静置 10min，离心后弃上清液，用变性液重溶 RNA 后再接后续操作。

3. 变性液具强腐蚀性，配制及使用中应注意皮肤及眼部的防护。

4. 实验中应避免外源性及内源性 RNA 酶的污染，操作者应佩戴帽子、口罩、手套应经常更换；提取 RNA 的移液器及吸头要专用；配制溶液时，需用 DEPC 处理过的水及无 RNA 酶的器皿；塑料制品用 0.1% DEPC 浸泡后室温过夜或 37℃ 处理 1h 以上，然后高压灭菌，除去残余的 DEPC；玻璃器皿则要 300℃ 烘烤 4h。

5. 焦碳酸二乙酯（DEPC），有剧毒，使用时注意防护，但将其高压灭菌后迅速分解为无毒的乙醇和二氧化碳，同时防止 DEPC 通过羧甲基化作用对 RNA 的嘌呤碱基进行修饰。

【思考题】

1. 在 RNA 提取过程中，如何有效灭活 RNA 酶的活性？
2. 变性液中异硫氰酸胍及 β-巯基乙醇有何作用？

（张　磊）

实验六 磁珠纯化 mRNA

【目的】

掌握磁珠纯化 mRNA 的原理与方法。

【原理】

磁珠纯化试剂盒是利用 mRNA 分子尾部的 Poly（A）可与 Oligo（dT）碱基互补的特性、链亲和素和生物素的特异性结合以及磁性分离原理提取 mRNA。生物素（biotin，B）标记的 Oligo（dT）与 mRNA 3′端的 Poly（A）退火形成杂交体后，加入连接了链亲和素（streptavidin，SA）的磁珠（SA-PMPS），形成杂交体-磁珠复合物，用磁铁吸引磁珠，可使 mRNA 与其他 RNA 分离，然后用无 RNA 酶的去离子水洗脱磁珠上的 mRNA，即可达到纯化 mRNA 的目的，磁珠纯化 mRNA 的原理如图 1-1 所示。

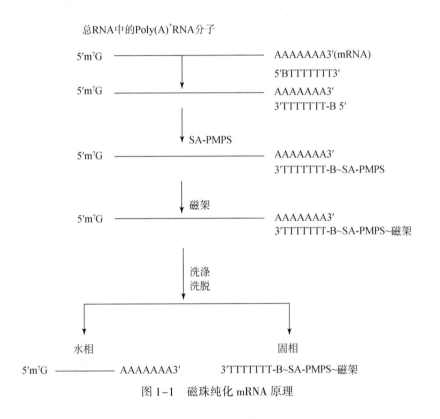

图 1-1 磁珠纯化 mRNA 原理

【试剂】

1. 生物素化的 Oligo（dT）：50pmol/μl。
2. 20×SSC 溶液：88.2g 枸橼酸钠，175.3g NaCl，溶于 800ml 双蒸水中，以 10mol/L NaOH 调 pH 至 7.0，双蒸水定容至 1000ml，分装，高压灭菌处理。
3. DEPC 水。
4. 链亲和素磁珠 TM（SA-PMPS）。

【器材】

磁珠TM磁性分离架（12mm×75mm试管/1.5ml Eppendorf管规格）、水浴箱、离心机、分光光度计、吸头、微量加样器。

【操作步骤】

1. 在无RNA酶的1.5ml Eppendorf管中加入0.1～1mg总RNA并用DEPC水补至终体积500μl。

2. 将Eppendorf管置于65℃水浴中10min。

3. 在Eppendorf管中加入3μl生物素化的Oligo（dT）和13μl 20×SSC溶液，轻柔混合均匀，室温冷却10min（杂交）。

4. 用DEPC水将20×SSC溶液稀释成0.5×SSC溶液1.2ml和0.1×SSC溶液1.4ml。

5. 链亲和素-磁珠（SA-PMPS）的洗涤

（1）轻弹Eppendorf管，使SA-PMPS悬浮，用磁性分离架集中磁珠，使之分布在管壁一侧（约30s），去除上清液。

（2）用0.5×SSC溶液洗涤SA-PMPS 3次（每次0.3ml），用磁性分离架集中磁珠，弃上清液，最后用0.1ml的0.5×SSC溶液悬浮SA-PMPS（洗涤后的SA-PMPS在30min内使用，否则其稳定性会下降）。

6. Oligo（dT）-mRNA杂交体的吸附与洗脱

（1）将步骤3中的Oligo（dT）-mRNA杂交体加入到已洗涤的SA-PMPS中，轻柔混匀，室温放置10min。

（2）用磁性分离架吸附磁珠，小心地吸出上清液，在确定mRNA分离成功前保留上清液。

（3）用0.1×SSC溶液洗涤磁珠4次（每次0.3ml），用磁性分离架集中磁珠，吸出上清液（在确定mRNA分离成功前保留上清液）。

7. mRNA的洗脱

（1）在含磁珠的Eppendorf管中加入0.1ml DEPC水，轻轻悬浮磁珠，用磁性分离架吸附磁珠，上清液中即包含洗脱出来的mRNA。

（2）将SA-PMPS再次悬浮于0.15ml DEPC水中重复洗涤1次，与（1）中的洗脱液合并。

8. mRNA的沉淀与浓缩　在洗脱液中加入0.1倍体积的乙酸钠和1倍体积的异丙醇，-20℃沉淀过夜，4℃ 12 000×g离心10min，沉淀用75%乙醇洗涤两次，用适量DEPC水溶解沉淀或真空干燥，得mRNA干粉。

【注意事项】

1. 试剂盒贮存4℃条件可保存半年；避免试剂长时间暴露于空气中产生挥发、氧化及pH变化，各溶液使用后应及时盖紧盖子。

2. 链亲和素磁珠储存于4℃，不可冷冻，以免降低效能。

3. 收到试剂盒后，应将Biotin-Oligo（dT）取出短暂离心后-20℃储存，避免多次冻融。

4. 磁珠用前要轻弹管底数次充分摇匀，否则可能造成产量下降。

5. 实验所需离心管、移液器吸头等必须无RNA酶污染。

【思考题】

本实验操作过程中有哪些注意事项？

（张　磊）

实验七 分光光度法测定核酸的浓度和纯度

【目的】

掌握分光光度法测定核酸的浓度及纯度的原理与方法。

【原理】

测定核酸浓度及纯度的方法通常有：紫外分光光度法和琼脂糖凝胶电泳法（也叫荧光光度法）。

紫外分光光度法是基于核酸碱基的紫外吸收特性，最大吸收波长为250～270nm（腺嘌呤最大吸收波长为260.5nm，鸟嘌呤：276nm，胸腺嘧啶：264.5nm，胞嘧啶：267nm，尿嘧啶：259nm），碱基与磷酸、戊糖形成核苷酸后其最大吸收峰不变，故核酸的最大吸收波长为260nm，在紫外线波长260nm下，1个吸光度值相当于双链DNA浓度为50μg/ml；RNA或单链DNA浓度为40μg/ml；寡聚核苷酸单链浓度为20μg/ml。以此可以计算核酸样品的浓度。

此外，通过测定在260nm和280nm的紫外光下的吸光度值的比值（A_{260}/A_{280}）可以估计核酸的纯度，DNA和RNA纯品的（A_{260}/A_{280}）的值分别为1.8和2.0。

【试剂】

1. 待测核酸样品。
2. 双蒸水。

【器材】

微量加样器、紫外分光光度计、石英比色杯、离心管。

【操作步骤】

1. 紫外分光光度计先预热20min，用1ml双蒸水校正零点。
2. 吸取5μl DNA样品或4μl RNA样品，加水稀释至1ml，混匀后，转入石英比色杯中（如样品量很少，可选用0.5ml比色杯）。
3. 用紫外分光光度计在260nm和280nm处分别读出吸光度值。
4. 计算：

双链DNA样品的浓度（μg/μl）= A_{260}×核酸稀释倍数×50/1000
$$= A_{260} \times (1000/5) \times 50/1000$$
$$= A_{260} \times 10$$

单链DNA或RNA样品的浓度（μg/μl）= A_{260}×核酸稀释倍数×40/1000
$$= A_{260} \times (1000/4) \times 40/1000$$
$$= A_{260} \times 10$$

DNA和RNA纯品的A_{260}/A_{280}比值分别为1.8和2.0。若DNA抽提物比值高于1.8，说明样品中RNA尚未除尽；而DNA、RNA溶液中含有蛋白质和苯酚将导致比值降低；270nm存在高吸收，说明有苯酚的干扰。既含RNA又含蛋白质的DNA溶液的比值也可为1.8，这时有必要结合琼脂糖凝胶电泳来鉴定有无RNA污染，或用蛋白质测定方法来检测是否残留蛋白质。

【注意事项】

1. 紫外分光光度计在用前应预热20min。
2. 本法要求核酸样品是纯净的，无显著的苯酚、蛋白质、其他核酸及核苷酸或琼脂糖等污染。
3. 紫外分光光度法一般适用于浓度大于0.25μg/ml的核酸溶液。

4. 待测 DNA 最好溶于 TE 中，4℃、-20℃或-70℃保存。若要长期保存，可在 DNA 样品中加 1 滴三氯甲烷，避免细菌及核酸酶的污染。RNA 则溶于 0.3mmol/L 的乙酸钠（pH 5.2）中，或以无菌水贮存。RNA 的长期保存则可以以沉淀形式-20℃存于乙醇中。

【思考题】

1. 紫外分光光度计测定核酸溶液的浓度范围是多少？
2. 如果实验测得 $A_{260}/A_{280}=1.8$，是否能说明提取的 DNA 样品非常纯净？为什么？

（张　磊）

实验八　琼脂糖凝胶电泳检测 DNA

【目的】

掌握琼脂糖凝胶电泳检测 DNA 的原理与基本操作方法。

【原理】

琼脂糖（agarose）是从琼脂中提取的链状多糖，其结构单元是 D-半乳糖和 3,6-脱水-L-半乳糖。当琼脂糖加热到沸点后再冷却凝固就形成良好的电泳介质。琼脂糖分子依靠氢键及其他力的作用使其互相盘绕形成绳状琼脂糖束，构成细微多孔的网状结构。低浓度的琼脂糖形成较大的孔径，而高浓度的琼脂糖形成较小的孔径。琼脂糖的孔径对电泳迁移中的带电分子产生一种阻力，阻力的大小取决于带电分子的大小及其物理形状。

DNA 分子中的磷酸基团和碱基是两性解离基团，在 pH 值为 8.0~8.3 的缓冲液中，碱基几乎不解离，磷酸则全部解离，DNA 分子带负电荷，向正极移动。DNA 分子中的磷酸基团数目取决于 DNA 分子大小，因此 DNA 分子带电量与其大小成正比。以琼脂糖为介质的电泳中，琼脂糖的孔径对大分子 DNA 产生较强的摩擦阻力，因此大分子 DNA 尽管有较高的带电量，但仍难以在凝胶孔隙中快速前进；而小分子 DNA 因能够穿越介质网孔，其带电量尽管相对较小，但仍能快速向正极迁移。不同的 DNA 分子因其所带的电荷数、相对分子质量及分子构象不同，在同一电场的迁移速率不同，从而达到分离的目的，起决定性因素的是分子大小。不同琼脂糖浓度与分辨 DNA 大小范围的关系见表 1-1。

表 1-1　琼脂糖凝胶浓度与 DNA 分子的有效分离范围

琼脂糖含量（%, W/V）	线状 DNA 分子的有效分离范围（kb）
0.3	5.0~60
0.6	1.0~20
0.7	0.8~10
0.9	0.5~7
1.2	0.4~6
1.5	0.2~3
2.0	0.1~2

由于质粒 DNA 有三种主要的存在形式：①共价闭环 DNA（covalently closed circular DNA, cccDNA），常以超螺旋构型存在；②开环 DNA（open circular DNA, ocDNA），环状双链中有一条链发生一处或多处断裂形成缺口，通过旋转可以消除张力，形成松弛的环状分子；③复制中间体，即未完成复制黏在一起的两个质粒分子。在电泳时 3 种构象的质粒泳动速度为：超螺旋>开环 DNA>复制中间体。

DNA 的显影一般用荧光染料，如溴乙锭（EB）、吖啶橙（achdhe orange，AO）、SYBR Gold、SYBR Green 和 GoldView（GV）等，染料分子可嵌入 DNA 分子碱基之间，在紫外线的照射下发出荧光，可以观察到核酸片段所在的位置与亮度，与已知浓度或相对分子质量的 DNA 标准品比较可算出待测 DNA 样品的浓度或相对分子质量。

【试剂】

1. TAE 缓冲液

（1）贮存液 50×TAE：每升溶液中含 242g Tris，57.1ml 冰乙酸，100ml 0.5mol/L EDTA（pH 8.0）。

（2）工作液 1×TAE。

2. 6×上样缓冲液：0.25%溴酚蓝、0.25%二甲苯青、30%（W/V）甘油溶液。

3. 1.0%琼脂糖凝胶：往 100ml 1×TAE 中加入 1g 琼脂糖加热溶解后制胶。

4. 10mg/ml EB：取 200mg EB，加 20ml 双蒸水，磁力搅拌器搅拌数小时至完全溶解，装入棕色试剂瓶，用铝箔或黑纸包裹，4℃保存（EB 是一种强烈诱变剂和毒性物质，操作时必须戴手套，避免直接接触和吸入）。

【器材】

稳压稳流电泳仪、小平板电泳槽、紫外检测仪或凝胶成像系统、微量移液器及吸头、胶带、Eppendorf 管、眼科镊子、手术剪刀。

【操作步骤】

1. 准备小平板电泳槽，取出平板，用胶带封口，插上点样梳并调节高度，使点样梳底部与凝胶模底板的距离为 0.5～1.0mm。

2. 将 1.0%琼脂糖凝胶置微波炉或沸水浴中加热，使之熔化，冷却至 60℃后加入 EB 贮存液至终浓度为 0.5μg/ml，混匀。

3. 将琼脂糖凝胶趁热倒入平板至 3～5mm 厚，静置 40min 让其完全凝固（不可将未经冷却的高温琼脂糖凝胶倒入平板，以免造成漏胶）。

4. 去掉平板两端的封口胶带，将凝胶随凝胶模一起放入加有足量的 1×TAE 缓冲液电泳槽中（缓冲液浸没过凝胶面 2～3mm），加样孔端在负极，小心拔出点样梳。

5. 取 5μl DNA 样品与 1μl 6×上样缓冲液混合，用微量加样器小心加入样品孔。

6. 上样端接负极，另一端接正极，接通电源，以 5V/cm 的电压电泳 30～60min（溴酚蓝条带距离凝胶末端 1cm 以内）。

7. 电泳结束后，取出凝胶置透明薄膜上，在紫外灯下观察电泳结果或于紫外凝胶分析系统中成像观察结果。观察泳道是否有荧光带出现，并与扩增时所设的阳性对照比较，对结果进行分析。也可与标准相对分子质量作对照，判断其扩增片段是否与设计的大小相一致。利用凝胶成像分析系统分析软件可对扩增片段的数量进行半定量分析。

【注意事项】

1. DNA 染料 EB 有强烈致癌性，琼脂糖凝胶电泳操作全过程都应戴手套，如不小心接触凝胶或电泳缓冲液等，应马上用自来水冲洗。用 SYB Green 作 DNA 染料可避免这一问题。

2. 琼脂糖凝胶电泳分离 DNA 片段时，应采用不同浓度的琼脂糖凝胶，一般用 1.0%琼脂糖凝胶，如果 DNA 分子很小，增加琼脂糖含量，分离效果更好。

3. 上样过程要小心，不能刮烂样孔，也不能扎穿孔底部，否则影响观察。

【思考题】

1. EB 染色的原理及注意事项是什么，有哪些新的替代品？

2. DNA 分子迁移速度主要受哪些因素的影响？

3. 上样缓冲液在电泳过程中起什么作用？

（陈维春）

实验九　甲醛变性凝胶电泳检测 RNA

【目的】

掌握甲醛变性凝胶电泳检测 RNA 的原理与方法。

【原理】

RNA 电泳可在非变性及变性两种条件下进行。非变性电泳使用 1.0%～1.4% 的琼脂糖凝胶，不同的 RNA 条带可以分开，但难以判断其相对分子质量。只有在完全变性的条件下，RNA 的电泳速率才与 RNA 相对分子质量的对数呈线性关系。因此要测定 RNA 的相对分子质量时，必须要用变性凝胶电泳。

RNA 的变性凝胶电泳常用的变性剂是甲醛，甲醛可以消除单链 RNA 的二级结构。甲醛可与谷氨酸残基的单亚氨基形成不稳定的 Schiff 碱基对，这些化合物可以阻止 RNA 链内的碱基配对，使 RNA 处于变性状态。而 Schiff 碱基对不稳定且容易被稀释除去，故甲醛只有存在于凝胶或缓冲液中时，RNA 才能维持变性的状态。相对分子质量不同的 RNA 在含 2.2mol/L 甲醛的变性琼脂糖凝胶电泳中的迁移率不同，其迁移率与相对分子质量的对数成反比关系，可将 RNA 按分子大小不同而分开。

【试剂】

1. EB（200μg/ml）：用 DEPC 水配制。

2. 甲醛（12.3mol/L）。

3. 甲酰胺。

4. 琼脂糖。

5. 10×上样缓冲液：10mmol/L EDTA（pH 8.0）、50% 甘油（用 DEPC 水稀释）、0.25% 二甲苯青、0.25% 溴酚蓝，高压灭菌后分装，-20℃ 保存。

6. 10×MOPS 电泳缓冲液：0.2mol/L MOPS [3-（N-吗啉）丙磺酸]（pH 7.0）、10mmol/L EDTA（pH 8.0）、20mmol/L 乙酸钠。用 DEPC 水配制，0.45μm 微孔滤膜过滤除菌，室温避光保存，临用前稀释 10 倍。

7. 已知相对分子质量的 RNA 标准品。

【器材】

水平电泳槽、电泳仪、点样梳、胶带、微波炉或水浴箱、微量移液器及吸头、Eppendorf 管、紫外透射仪或凝胶成像分析系统。

【操作步骤】

1. 用胶带围封电泳板四周，平置，插好点样梳。

2. 配制足量 1×MOPS 电泳缓冲液。

3. 根据欲分离的 RNA 片段大小用 1×MOPS 配制相应浓度的琼脂糖溶液，置于微波炉或沸水浴中加热至琼脂糖完全熔化。冷却至 55℃ 左右，加入终浓度 0.5μg/ml 的 EB 和 2.2mol/L 的甲醛，混匀。

4. 将温热的甲醛-琼脂糖溶液倒入胶模中，胶厚度为 3~5mm，室温放置 30~45min，待凝胶完全凝固。

5. 小心拔出梳子并撕去胶带，将电泳板放入电泳槽中。

6. 向电泳槽中加入 1×MOPS 缓冲液，液面高出凝胶表面约 1mm。

7. 在一灭菌 Eppendorf 管中加入下列试剂建立变性反应：RNA 2μl、甲醛 4μl、甲酰胺 10μl、10×MOPS 缓冲液 2μl、EB 1μl。55℃保温 60min 或 85℃保温 10min，冰浴 10min 后离心 5s（冰上操作可避免 RNA 酶的污染，RNA 酶在低温时活性低）。

8. 加 2μl 10×上样缓冲液后将 Eppendorf 管重新置于冰上。

9. 上样前将凝胶预电泳 5min，恒压 5V/cm。

10. 将步骤 7 中的样品混合液小心加入加样孔，RNA 相对分子质量标准分别加至样品孔的左、右两侧。

11. 盖上电泳槽盖，接电源线，打开开关，以 4~5V/cm（按两极间距离）电压电泳，待溴酚蓝迁移至凝胶长度的一半或 2/3 时停止电泳（4~5h），关闭电源。电泳时每隔 1h 更换一次缓冲液。

12. 打开电泳槽盖，取出凝胶在紫外灯下或凝胶成像系统中观察电泳结果。

【注意事项】

1. 甲醛有很强的毒性且易挥发，是一种致癌剂。可通过皮肤吸收，对黏膜、眼睛和呼吸道有刺激及损伤作用。操作时应戴手套和安全眼镜。

2. 甲酰胺是一种致畸剂，气雾可挥发，对眼睛、黏膜、皮肤和上呼吸道有刺激作用。操作时需戴手套和安全眼镜。浓的甲酰胺溶液需要在通风橱内使用。

3. 含有甲醛的变性琼脂糖凝胶比非变性凝胶缺乏弹性，更易破碎，转移时动作要轻缓。

4. 10×MOPS 缓冲液若暴露于光线中或高压蒸汽灭菌后会随贮存时间延长而变黄，草莓色的缓冲液不影响电泳效果，但颜色更深就不能使用。

5. 电泳时用较高电压会导致电泳条带模糊不清，而 RNA 样品不纯（含有 SDS 或盐）或上样量过大（每条泳道超过 10μg）会引起 RNA 电泳条带弥散。

【思考题】

1. 真核细胞 RNA 的变性琼脂糖凝胶电泳可见到几条带，各代表什么？
2. 如何鉴定 RNA 提取物的质量？

（张 磊）

实验十　变性聚丙烯酰胺凝胶电泳检测单链 DNA 或 RNA

【目的】

掌握变性聚丙烯酰胺凝胶电泳检测单链 DNA 或 RNA 的原理与方法。

【原理】

变性聚丙烯酰胺凝胶电泳即令丙烯酰胺在抑制核酸碱基配对的变性剂（如甲酰胺、尿素）存在的条件下发生聚合，变性的 DNA 在凝胶中可保持单链状态并以线性分子的形式迁移，其迁移率与分子大小的常用对数成反比，而与其碱基组成及序列几乎完全无关。变性聚丙烯酰胺凝胶电泳可用于单链 DNA 片段（如 DNA 探针、S1 核酸酶消化产物及 DNA 测序产物）或 RNA

的分离纯化及分析。实验时需根据待分离 DNA 或 RNA 片段的大小配制适当浓度的丙烯酰胺溶液，见表 1-2。

表 1-2 不同浓度聚丙烯酰胺凝胶的分辨范围

丙烯酰胺含量（%，W/V）	核苷酸大小（碱基数）
20~30	2~8
15~20	8~25
13~15	15~35
10~13	35~45
8~10	45~70
6~8	70~300

【试剂】

1. 45% 丙烯酰胺贮存液：将 434g 丙烯酰胺单体和 16g N,N'-亚甲基双丙烯酰胺加入 600ml 双蒸水中，37℃加热至完全溶解，用双蒸水补足体积至 1000ml（pH 7.0），硝酸纤维膜过滤，棕色瓶室温贮存（可稳定保存两个月）。

2. KOH-甲醇溶液：将 5g KOH 加到 100ml 甲醇中，于玻璃瓶中密闭保存。

3. 10×TBE 电泳缓冲液：54g Tris，27.5g 硼酸，20ml 0.5mol/L EDTA（pH 8.0）加入 450ml 蒸馏水溶解后，加水定容至 500ml。用前稀释 10 倍。

4. 不含染料的甲酰胺上样缓冲液：10mmol/L EDTA（pH 8.0）、800g/L 去离子化甲酰胺。

5. 含染料的甲酰胺上样缓冲液：甲酰胺上样缓冲液与染料水溶液（0.05% 溴酚蓝和 0.05% 二甲苯青）1：1 混合。

6. 四甲基乙二胺（TEMED）4℃贮存。

7. 无水乙醇。

8. 1.6% 过硫酸铵溶液。

9. 尿素。

【器材】

手提式紫外灯（260nm）、胶布、玻璃板、垫片、点样梳、水浴箱、微量移液器、电泳仪、垂直电泳槽。

【操作步骤】

1. 聚丙烯酰胺凝胶板的制备 清洗玻璃板和垫片，必要时用 KOH-甲醇溶液去除旧污渍，然后依次用自来水和双蒸水彻底冲洗，再用无水乙醇洗去水印，晾干备用。临用前在两块制胶玻璃板中间放上垫片，放上制胶架，拧紧制胶螺丝夹紧玻璃板（注意玻璃板的两边及底部必须封紧，防止凝胶液漏出）。

2. 制胶

(1) 根据待分离 DNA 或 RNA 的大小配制适当浓度的丙烯酰胺凝胶溶液，见表 1-3。混匀所有试剂，55℃水浴加热 3min，帮助尿素溶解。

表 1-3 不同浓度变性聚丙烯酰胺凝胶溶液配方

成 分	4% 凝胶	6% 凝胶	8% 凝胶	0% 凝胶
45% 丙烯酰胺溶液（ml）	8.9	13.3	17.8	22.2
10×TBE 电泳缓冲液（ml）	10	10	10	10
双蒸水（ml）	45.8	41.4	36.9	32.5
尿素（ml）	42	42	42	42

（2）从水浴中取出凝胶溶液，冷却至室温，然后加双蒸水至100ml，抽真空以除去溶液中的气体。

（3）加入3.3ml新配的1.6%过硫酸铵（AP）溶液，混匀。

（4）加50μl TEMED，旋转混匀。

3. 灌胶

（1）用微量移液器将丙烯酰胺凝胶溶液注入两块玻璃板间的空隙，注意不要有气泡及渗漏（电泳时核酸遇到气泡会绕道，挤压旁边泳道导致条带变形）。

（2）立即插入点样梳，梳齿下不要留有气泡。

（3）室温放置30~60min待凝胶完全聚合，此时在梳子下方可见一条折射率不同的纹线。

（4）取出梳子，用水彻底冲洗加样孔中残留的凝胶（梳孔残留的丙烯酰胺凝胶会在加样孔中聚合而产生不规则的表面，导致电泳条带的变形）。

4. 电泳

（1）将凝胶板放入电泳槽中固定，带凹口的玻璃板朝里。用1×TBE电泳缓冲液将电泳仪的上下槽加满，用弯头吸管吸出凝胶底部气泡，再用1×TBE缓冲液冲洗加样孔，去除多余的聚丙烯酰胺和尿素。

（2）将电极与电泳仪相连，开启电源开关。在50~70W恒定功率下预电泳约45min，此时凝胶温度可达到45~50℃。断开电源，拆开电极。用1×TBE缓冲液冲洗加样孔。

（3）在核酸样品中加入等体积无染料甲酰胺上样缓冲液，混匀，90℃加热3min，以消除核酸的二级结构，用微量移液器加样。取5μl含染料的甲酰胺上样缓冲液加到一个空白加样孔中。

（4）接通电源，1500V恒压电泳，至核酸移至凝胶的2/3处，停止电泳。

5. 结果分析　卸下玻璃板，待凝胶冷却至37℃以下，小心撬起玻璃板的一角，剥离玻璃板和垫片，将凝胶置于保鲜膜上。用手提式紫外灯或凝胶成像仪观察实验结果，DNA或RNA均显示为深蓝色条带。

【注意事项】

1. 丙烯酰胺是强神经毒素，可经皮肤吸收，其毒性具累积性。称取丙烯酰胺及亚甲基双丙烯酰胺粉末时，需戴上手套及防护面具并在通风橱内操作。

2. 清洗玻璃板时应戴手套或拿取玻璃板边缘部分，避免手上油渍残留在玻璃板上使凝胶中产生气泡。

3. 务必使用同一批次的电泳缓冲液。pH或离子强度的微小差异会形成缓冲液前沿，使核酸片段的迁移发生扭曲。

【思考题】

变性聚丙烯酰胺凝胶电泳和非变性聚丙烯酰胺凝胶电泳有何异同？

（张　磊）

第二章 核酸分子杂交技术

核酸分子杂交技术是核酸研究中最基本的实验技术，是基于互补核酸序列在一定条件下通过碱基配对可形成稳定的杂合双链核酸分子的原理。核酸分子杂交技术的基本策略是用一段序列已知的核苷酸单链作探针与待测标本中的核苷酸序列杂交，从而检测待测标本中的特定序列。由于核酸分子杂交技术的高灵敏性和高特异性，已被广泛应用于基因克隆的筛选、酶切图谱的制作、基因序列的定量和定性分析及基因突变的检测等方面。

核酸分子杂交技术根据杂交环境的不同可分为固相杂交和液相杂交两大类。固相杂交是将参与反应的一条核酸链固定在固体支持物上，另一条核酸链游离在溶液中。固相杂交又可以分为菌落杂交、斑点/狭缝杂交、Southern 印迹杂交和 Northern 印迹杂交。液相杂交是将参与反应的两条核酸链都游离在溶液中。液相杂交可分为羟基磷灰石吸附杂交、亲和吸附杂交和磁珠吸附杂交。

本章重点介绍斑点/狭缝杂交、原位杂交、Southern 印迹杂交和 Northern 印迹杂交的基本原理、操作方法和注意事项。

实验十一　Southern 印迹杂交

【目的】

掌握 Southern 印迹杂交技术的原理和操作方法。

【原理】

Southern 印迹杂交是定量检测基因组特定 DNA 序列的经典方法，其基本原理是具有同源性的两条 DNA 单链在特定条件下，按碱基互补原则特异地形成杂交双链。待测样品中的 DNA 经限制性内切核酸酶消化后进行电泳分离，分离后的 DNA 变性后转移至固相支持物上，经干烤或紫外线照射固定，与特异性探针进行杂交，检测和分析杂交信号，从而检测特定 DNA 分子。图 2-1 为 Southern 印迹杂交操作过程示意图。

本实验以 Southern 印迹技术检测铜绿假单胞菌 ST235 菌株 MBL 基因为例，介绍 Southern 印迹杂交的基本原理、操作方法和注意事项。

【试剂】

1. 铜绿假单胞菌 ST235 菌株。
2. 细菌裂解液：20mmol/L 乙酸钠，40mmol/L Tris-HCl，10mmol/L EDTA，2% SDS。
3. 裂解细菌相关试剂：Tris 饱和苯酚、三氯甲烷、无水乙醇和 70% 乙醇。
4. RNA 酶 A。
5. 限制性内切核酸酶 I-*Ceu*I（New England Biolabs）。
6. 100×BSA。

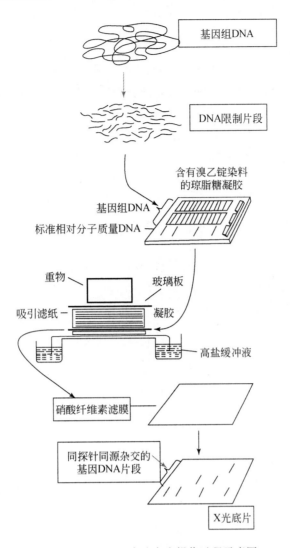

图 2-1 Southern 印迹杂交操作过程示意图

7. MBL 基因探针。

8. DNA 纯化试剂盒。

9. 碱变性液：0.5mol/L NaOH，1.5mol/L NaCl（pH 13.1）。

10. 中和液：0.5mol/L Tris-HCl（pH 7.5），1.5mol/L NaCl。

11. 封闭液（pH 7.5）：5% BSA，0.1mol/L NaCl，0.2% Triton 100，0.1mol/L Tris。

12. 20×SSC 溶液。

13. 10×SSC 溶液和 6×SSC 溶液：用双蒸水稀释 20×SSC 溶液。

14. 预杂交液：6×SSC 溶液，5×Denhardt 溶液，0.5% SDS，100μg/ml 变性鲑鱼精子 DNA，50% 甲酰胺。

15. 杂交溶液：包含变性探针的预杂交溶液。

16. 其他电泳相关试剂参照实验八。

【器材】

恒温振荡培养箱、电泳仪、真空干燥箱、硝酸纤维素滤膜或尼龙膜、大方形瓷盘、带盖方盘、玻璃板、滤纸、吸水纸、保鲜膜、封口膜、一次性手套、刀片、刻度吸管、镊子、剪刀和 1kg 重物等。

【操作步骤】

1. 样品 DNA 的制备

(1) 铜绿假单胞菌基因组 DNA 的提取　①接种铜绿假单胞菌于 LB 液体培养基上，37℃振荡培养 16~18h，获得足够的菌体。②取 1.5ml 培养液于 1.5ml 离心管中，室温，12 000×g/min 离心 30s，弃上清液，收集菌体。③向每管加入 200μl 细菌裂解液，吸管头反复抽吸裂解细菌。④裂解后每管加入 66μl 5mol/L 的 NaCl，充分混匀，12 000×g/min 离心 10min。⑤将上清液转移到新离心管，加入等体积 Tris 饱和苯酚充分混匀，12 000×g/min 离心 3min。⑥离心后取水层，加等体积三氯甲烷，充分混匀后 12 000×g/min 离心 3min，去除苯酚。⑦小心取出上清液，用预冷两倍体积的无水乙醇沉淀，4℃ 15 000×g/min 离心 15min，离心弃上清液。⑧用 500μl 70% 乙醇洗涤两次。⑨加 50μl TE 或超纯水溶解 DNA，加入 1μl 10mg/ml 的 RNA 酶 A，37℃温育 30min，-20℃冰箱保存备用。

(2) 在 Eppendorf 管中分别加入以下试剂，酶切铜绿假单胞菌基因组 DNA。

铜绿假单胞菌基因组 DNA	4.0μg
限制性内切核酸酶 I-*Ceu*I	1.5μl
10×NE 缓冲液	5.0μl
100×BSA	0.5μl
双蒸水	补充总体积至 50.0μl

(3) 将上述液体混匀，37℃保温 3h，再加热至 65℃保温 20min，中止酶切反应。

(4) 电泳　取酶切产物 1μg 在 0.8%~1.25% 琼脂糖凝胶上与合适 DNA 相对分子质量标准物一同进行稳压电泳。

(5) 凝胶成像鉴定电泳和酶切效果。

2. 变性

(1) 切去凝胶标记带在内的多余部分，同时切去凝胶一角，以标记方向，精确测量凝胶大小。

(2) 将凝胶浸泡于 10 倍体积的碱变性液中，室温下变性 30min，期间更换变性液一次，不断轻轻摇动。对于较大的 DNA 片段（如>15kb），凝胶在碱变性前用 0.25mol/L HCl 预处理 10min，使 DNA 片段脱嘌呤后再进行碱变性。

(3) 中和　移去瓷盘中的碱变性溶液，双蒸馏水漂洗凝胶两次后，将凝胶浸泡于 10 倍体积的中和液中，室温下轻轻摇动 15min，更换新鲜中和液后再中和 15min。

3. 转膜

(1) 剪一张与凝胶等大硝酸纤维素膜（NCP）或尼龙膜（NL）作为转印膜，剪去一角，同时剪 8~10 张与转印膜等大的干净滤纸。

(2) 将转印膜与 3~4 张滤纸依次漂浮于盛有双蒸馏水的带盖方盘中，使水自然从转印膜的下面向上浸润，待其完全浸湿后，将浸湿的滤纸一起浸入于转移液（20×SSC 溶液）中浸泡 5~10min。

(3) 安装虹吸转移装置　取一大方形瓷盘，放一块玻璃板于盘上，盘内加转移液（6×SSC 溶液或 10×SSC 溶液），使液面距离玻璃底面 1~2cm，玻璃板表面盖两张预先用转移液浸润的 Whatman 3M 滤纸，滤纸两端浸入 SSC 转移液中，用一玻璃棒将滤纸压平，滤纸与玻璃板间不得有气泡。

(4) 将琼脂糖凝胶翻转，使样品孔朝下，置于上述铺有 Whatman 3M 滤纸的平台上，用封口膜将凝胶四周封住，严防气泡产生。

(5) 将上述处理好的转印膜覆盖在凝胶，切去的一角与凝胶切角位置对齐，膜的一端与凝胶的上样孔对齐。

（6）将预先用转移液浸泡过的与转印膜大小相同的 Whatman 3M 滤纸覆盖于膜上，排出气泡。

（7）叠加若干张相同大小的干滤纸和一叠 10~15cm 厚的吸水纸于滤纸上，顶部压 1kg 左右的重物。室温静置转移 12~15h，其间换吸水纸 1~2 次。

（8）转移结束，移去吸水纸和滤纸，在转印膜上用铅笔标上点样孔的位置。将转印膜浸泡在 2×SSC 溶液中 5min，以去除琼脂糖碎块。将凝胶用溴乙锭染色后在凝胶成像系统中观察转移效率。

4. DNA 固定

（1）取出转移后的转印膜，用滤纸吸干，转印膜光面朝上平铺于变性液中变性 5min。

（2）同样将转印膜平铺在中性液上中和两次，每次中和 5min。

（3）将膜置于两张干燥滤纸间，80℃烘烤 1~2h。

5. 预杂交

（1）将转移后的膜浸入 6×SSC 溶液中 2~5min，然后将膜放入杂交袋中。

（2）将事先配制好的预杂交液按 200μl/cm² 加入杂交袋，封口预杂交。杂交液中不包含甲酰胺时 65℃杂交 1~2h，包含甲酰胺时 42℃杂交 2~3h（尼龙膜杂交时间可减至 15min），预杂交期间不时摇动杂交袋。

6. 杂交

（1）去除杂交袋中的预杂交液，将配制的杂交液按 80μl/cm² 加入 5ml 杂交液和 5μl 变性探针，排除气泡后封口。

（2）42℃ 或 65℃ 杂交过夜，期间不时摇动杂交袋。

7. 洗膜

（1）倒出杂交液，用 2×SSC、0.1%SDS 50ml 室温振荡漂洗 2 次，每次 5min。

（2）用 0.1×SSC、0.1%SDS 50ml 室温振荡漂洗 2 次，每次 15min。

8. 酶联免疫检测

（1）用中和液室温振荡洗膜 2min。

（2）用封闭液 50ml 室温振荡洗膜 30min。

（3）用中和液将抗地高辛抗体-碱性磷酸酶连接物（Anti-Dig-AP）稀释至 750mU/ml，将膜装入杂交袋，加入 5ml 抗体稀释液轻摇 50min。

（4）用中和液 50ml 室温轻摇洗膜 2 次，每次 10min，除去未结合的抗体。

（5）用 20×SSC 溶液 20ml 平衡膜 2min。

（6）将膜装入杂交袋，加入 5ml 显色液，避光 30min 左右，当出现颜色时停止摇动。

（7）用 TE 洗膜终止反应，80℃烘干，结果分析。

【注意事项】

1. 戴手套操作，严禁用手接触凝胶和转印膜，操作过程中防止转印膜干燥。

2. 凝胶变性时浸泡要完全，防止凝胶漂浮起来。滤纸与膜、膜与凝胶、凝胶与滤纸桥之间均不能有气泡，且转印膜与凝胶接触后不可再移动，因为从接触的一刻起，DNA 转移就已开始。

3. 消化后置于 4℃贮存的 DNA，上样前应于 56℃加热 3min，以破坏黏性末端的连接。

4. 转移液中盐离子浓度对转移影响较大，应根据不同目的选择适当的转移液。10×SSC 溶液能有效转移 1kb~20kb 的 DNA 片段，速度也比 20×SSC 溶液快。6×SSC 溶液转移速度最快，对高相对分子质量 DNA 片段（>10kb）的转移较理想，但小分子 DNA 易丢失。转移 DNA 片段较小时宜选用 20×SSC 溶液。

5. 电泳后的凝胶放置不应超过 24h，以免 DNA 条带扩散；不立即杂交的膜应在室温下真空保存。

【思考题】

1. 简述 Southern 印迹杂交的原理与方法。
2. 简述 Southern 印迹杂交的主要影响因素。

（陈 茶）

实验十二　Northern 印迹杂交

【目的】

掌握 Northern 印迹杂交方法检测大肠埃希菌 *aceA* 基因的原理与方法。

【原理】

Northern 印迹杂交主要用于 RNA 的检测，其基本原理是相对分子质量大小不同的 RNA 通过琼脂糖凝胶电泳分离，分离后将其原位转移至固相支持物上，再与放射性或非放射性标记的 DNA 或 RNA 进行杂交，最后进行放射自显影或进行化学显影检测和分析。

Northern 印迹杂交主要用于基因表达的定性分析和定量分析，其中目标 RNA 所在位置可反映靶 RNA 相对分子质量大小，显影强度可反应靶 RNA 相对含量。本实验以大肠埃希菌（*Escherichia coli*，*E.coli*）的异柠檬酸裂合酶（isocitrate lyase，ICL）基因 *aceA* 为例阐述 Northern 印迹杂交技术基本原理、操作方法和注意事项。图 2-2 为 Northern 印迹杂交操作过程示意图。

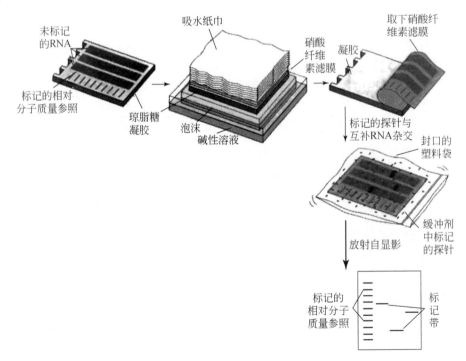

图 2-2　Northern 印迹杂交操作示意图

【试剂】

1. 大肠埃希菌菌株 ATCC 25922。
2. 0.1% DEPC。
3. 37% 甲醛溶液。
4. 0.5mol/L EDTA：EDTA 16.61g 加双蒸水至 80ml，调 pH 至 8.0，定容至 100ml。
5. 10.3g MOPS。
6. 5×甲醛凝胶电泳缓冲液：400ml 50mmol/L 的乙酸钠，用 2mol/L 的 NaOH 调 pH 至 7.0，再加入 10ml 0.5mol/L 的 EDTA，加 DEPC 水至 500ml。无菌抽滤，室温避光保存。
7. RNA 电泳试剂：琼脂糖，溴乙锭，TE 缓冲液，电泳缓冲液（0.5×TBE），30% 甘油，DNA 相对分子质量标准物。
8. 20×SSC 溶液。
9. 6×SSC 溶液。
10. 50×Denhardt 溶液：0.5g 聚蔗糖、0.5g 聚乙烯吡咯烷酮、0.5g 牛血清白蛋白（BSA）加双蒸水至 50ml，无菌抽滤、分装后于 -20℃ 储存。
11. 甲酰胺预杂交液：5ml 20×SSC 溶液，10ml 甲酰胺，4ml 50×Denhardt 溶液，0.2ml 1mol/L 磷酸钠缓冲液（pH 6.6），1ml 10% SDS，总体积 20ml。临用前加入终浓度为 4μl/ml 的变性鲑鱼精 DNA（10mg/ml）。
12. 酶联免疫检测试剂参见实验十一。

【器材】

恒温水浴箱、电泳仪、凝胶成像系统、真空干燥箱、真空转移仪、真空泵、UV 交联仪、杂交炉、恒温振荡培养箱、漩涡振荡器、分光光度计、玻璃板、滤纸、吸水纸、保鲜膜、封口膜、一次性手套、刀片、刻度吸管、镊子、剪刀、1kg 重物、微量移液器、微波炉、离心管、烧杯、量筒和锥形瓶等。

【操作步骤】

1. 样品 RNA 的制备

（1）实验用品的去 RNA 酶处理　实验中所有接触样品的器皿和用具均需去除 RNA 酶。玻璃制品在使用前必须 180℃ 烘烤 8h，塑料制品用 0.1% DEPC 清洗数次，高压蒸汽灭菌。

（2）接种大肠埃希菌于 LB 液体培养基上，37℃ 振荡培养 16~18h，获得足够的菌体。取 1.5ml 培养液于 1.5ml 离心管中，室温，12 000×g/min 离心 30s，弃上清液，收集菌体。提取细菌总 RNA。总 RNA 的提取、纯度、浓度及完整性鉴定参考实验五、实验七、实验九。

（3）变性胶的制备　取 0.8g 琼脂糖，加入 57.6ml DEPC 水，加热熔化，于保温状态下加入 32ml 5×甲醛凝胶电泳缓冲液，14.4ml 37% 甲醛，混匀，制胶。胶凝固后缓慢拔出梳子。

（4）RNA 样品的处理　在 RNA 样品中加入 3 倍体积的甲醛凝胶电泳缓冲液和终浓度为 10μg/ml 的 EB。混匀后 65℃ 变性 15min。瞬时低速离心后立即置于冰上 5min，加入适量的上样缓冲液。

（5）RNA 电泳　在加样孔中依次加入 RNA 样品和 DNA 相对分子质量标准物，按 5V/cm 的电压电泳，待溴酚蓝染料泳动至凝胶中部 2/3 处停止电泳。电泳结束后将胶块置紫外灯下，观察 RNA 完整性。切下含相对分子质量标记泳道的凝胶，拍照记录相对分子质量标记片段的位置，以便杂交后确定杂交带的相对分子质量大小。

2. 转膜

（1）转膜前处理　含甲醛的凝胶在转膜前用 DEPC 水淋洗数次，去除甲醛。当凝胶厚度大于 0.5cm 或凝胶浓度大于 1% 或靶分子 RNA 大于 2500nt 时，用 0.05mol/L 的 NaOH 浸泡凝胶 20min，浸泡后用 DEPC 水淋洗，再用 20×SSC 溶液浸泡 45min 后再转移。

(2) 采用毛细管转移法将 RNA 从凝胶中转移至固相支持物上，其方法与 Southern 印迹法一致，具体操作步骤见实验十一的转膜部分。

3. 固定 取出转移后的转印膜，用吸水纸吸取膜上多余的液体后，将膜置于 UV 交联仪中自动交联。

4. 预杂交 印迹膜用 6×SSC 溶液润湿后放入干净的塑料管中，转印有 RNA 面朝上。按 1ml/cm² 加入甲酰胺预杂交液，42℃预杂交 1～2h。

5. 杂交

(1) 探针变性 用 10mmol/L 的 EDTA 将探针稀释 10 倍，90℃热处理 10min，立即冰上放置 5min，瞬时离心后备用。

(2) 在预杂交液中加入变性的探针，制备杂交液。根据靶分子选用合适的探针量，杂交探针的常用终浓度为 10～20ng/ml。对于低丰度 mRNA，所用探针的总量至少为 0.1μg。

(3) 丢弃预杂交液，按 80μl/cm² 加入杂交液，42℃或 68℃杂交过夜，期间不时摇动杂交袋。

6. 洗膜

(1) 倒出杂交液，用 50ml 2×SSC 溶液（含 0.1% SDS）在室温下振荡漂洗 2 次，每次 5min。

(2) 用 50ml 0.1×SSC 溶液（含 0.1% SDS）于 68℃洗膜 3 次，每次 20min。

7. 酶联免疫检测 参见实验十一。

【注意事项】

1. Northern 印迹杂交所用到的容器和实验试剂必须去除 RNA 酶，避免 RNA 样品的降解。
2. 实验试剂 DEPC 和甲醛均对身体有害，必须在通风橱内小心操作。
3. 电泳分离 RNA 时，如果 RNA 片段长度为 1.5kb～8kb，使用 1.4% 的琼脂糖凝胶分离较理想。
4. 紫外交联过程中，紫外光的剂量要适中，不宜过大或过小。
5. 尼龙膜的杂交本底较高，膜长时间浸泡于碱性溶液中会增加本底，可通过提高杂交液中的封闭物量降低本底。

【思考题】

1. Northern 印迹杂交的基本原理是什么？
2. Northern 印迹杂交中防止 RNA 降解的措施有哪些？

（陈 茶）

实验十三 荧光原位杂交

【目的】

掌握荧光原位杂交的原理与方法。

【原理】

荧光原位杂交（fluorescence in situ hybridization，FISH）是一种利用非放射性的荧光信号对原位杂交样本进行检测的技术。通过荧光标记的探针与待测标本的核酸进行原位杂交，在荧光显微镜下对荧光信号进行辨别和计数，从而对染色体或基因异常的细胞、组织标本进行检测和诊断，已广泛用于基因组结构研究、基因定位、染色体精细结构变异分析、病毒感染分析、产前诊断、肿瘤遗传学和基因组进化研究等许多领域。由于 DNA 分子在染色体上是沿着染色体纵轴呈线性排列，因而将探针直接与染色体进行杂交可以将特定的基因在染色体上定位。荧光原位杂交的实验流程一般包括样本的制备和预处理、探针的制备、探针标记、探针变性、杂交、荧光显微镜检测和结果分析等步骤。标本可用全血、成纤维细胞或骨髓的间期细胞和中期细胞。产前诊断时常用羊水细胞、绒毛膜的绒毛细胞。与传统的放射性标记原位杂交相比，荧光原位杂交具有快速、检测信号强、杂交特异性高和可以多重染色等特点。

本实验采用荧光原位杂交技术进行外周血或骨髓细胞的白血病融合基因分型，主要用于白血病诊断、治疗监测、预后估计和微小残留病灶检测等。

【试剂】

1. 探针（已含 DAPI antifade）。
2. 20×SSC 溶液。
3. 2×SSC 溶液与 0.4×SSC 溶液：分别由双蒸水稀释 20×SSC 溶液配制。
4. 洗液 I：0.4×SSC、0.3% NP-40。
5. 洗液 II：2×SSC、0.1% NP-40。
6. 4′,6-脒基-2-苯基吲哚（4′,6-diamidino-2-phenylindole，DAPI）：从试剂公司购买，通常含有抗荧光衰减封片剂（antifade）。
7. 固定液 I：乙酸：甲醇=1：3。
8. 0.075% KCl 溶液。

【器材】

水浴箱、变性热台、37℃恒温培养箱、离心机、荧光显微镜、FISH 分析软件、钻石笔、微量移液器等。

【操作步骤】

1. 实验前细胞处理

（1）取 2~3ml 肝素钠抗凝外周血或骨髓，1500×g 离心 5min，去除上清液，留取细胞沉淀。

（2）加入 5~10ml 0.075% KCl，用吸管吹打混匀。

（3）放入 37℃水浴箱低渗 30min。

（4）取出后加入 10~15ml 固定液 I，吹打混匀，1500×g 离心 5min。

（5）小心去除上清液，加入 5~10ml 固定液 I 吹打混匀，静置 10min 后，1500×g 离心 5min。

（6）去除上清液，加固定液 I，1500×g 离心 5min。

2. 玻片准备

（1）滴制备好的细胞样本到载玻片上。

（2）在 2×SSC 溶液中浸泡 2min。

（3）依次在 70%、85%、100% 的乙醇中浸泡 2min。

3. 预变性 将 10μl 探针液滴到标本玻片上，小心盖上盖玻片，用封片胶完全封片。

4. 变性 将封好的玻片放在 75℃±1℃ 的热台上变性 5min。

5. 杂交 将玻片置于避光潮湿（加入湿纱布或海绵）的盒子中，放入 37℃±1℃ 恒温培养箱过夜杂交。

6. 洗片

（1）小心去掉盖玻片和封片胶。

（2）在75℃±1℃的水浴箱中，把玻片浸泡在洗液Ⅰ中2min。

（3）晾干玻片，然后在洗液Ⅱ中浸泡30s。

（4）晾干，加10μl的DAPI（含antifade）到玻片上。

（5）盖上盖玻片，避光放置10min。

（6）用荧光显微镜观察。

【注意事项】

1. 如果整个标本本底过高，可能是杂交时间过长或DNA量不足等原因引起。如果是局部本底过高，可能是由于探针浓度不够或变性时间不够、杂交液未混合均匀或洗片不充分所致。

2. 实验所用的玻片和盖玻片应用热肥皂水刷洗，并经自来水清洗干净后置酸中浸泡24h，清水冲洗，双蒸水冲洗，烘干备用。常将黏附剂预先涂抹在玻片上，干燥后应用，主要是避免杂交或杂交后冲洗等步骤中组织或细胞从玻片上脱落。常用的黏附剂有铬矾-明胶液、多聚赖氨酸等。

3. 标本要尽可能新鲜，固定时间要严格控制。固定时间取决于固定剂的种类和组织/细胞对固定剂的通透性。

4. 探针的长度与浓度、杂交反应的时间、组织/细胞通透性等都会影响杂交的效率。

5. 杂交后的漂洗是原位杂交的重要步骤，多数杂交是在低严格度的条件下进行的。洗涤的条件包括盐溶液的浓度、温度、洗涤次数和时间，一般遵循的原则是盐溶液的浓度由高到低，温度由低到高。在洗涤过程中，切勿使玻片干燥，否则会增加背景染色。

【思考题】

1. 简述荧光原位杂交技术的原理和用途。
2. 简述荧光原位杂交的影响因素。

（黄　彬）

实验十四　斑点及狭缝印迹杂交

【目的】

掌握斑点与狭缝印迹杂交的原理与方法。

【原理】

将待测DNA或RNA变性后点样于硝酸纤维素膜或尼龙膜上，与特定的探针进行杂交，根据探针所带的标记进行检测。根据点样模具不同，点样形状呈圆形的称为斑点印迹杂交；呈狭缝形的称为狭缝印迹杂交。斑点与狭缝印迹杂交不需要电泳和转移，杂交过程包括点样、变性、中和、干燥固定、预杂交、杂交、封闭、检测杂交结果等步骤，操作过程相对Southern印迹杂交和Northern印迹杂交来说较快，适合于同时分析多个样品，便于杂交条件的摸索，可进行核酸的定性和半定量分析，被广泛用于病原体和遗传性疾病的基因诊断。缺点是无法判断核酸片段的大小，无法判断样品溶液中是否存在不同的靶序列。

用地高辛（DIG）类固醇半抗原标记特异DNA片段作探针，与待检标本中的DNA杂交，然后加入碱性磷酸酶标记的抗-DIG抗体（Anti-DIG-AP），再加入碱性磷酸酶的作用底物硝基四氮唑蓝/5-溴-4-氯-3-吲哚磷酸二钠盐（NBT/BCIP），若待检标本中有与探针同源的DNA序列，则探针与其杂交并与抗DIG-AP结合，碱性磷酸酶催化底物呈色，在杂交膜上出现蓝色斑点或条带，根据蓝色斑点颜色的深浅可进行半定量分析。

【试剂】

1. DIG-DNA探针。
2. 待检标本DNA。
3. 50×Denhardt's溶液。
4. 20×SSC溶液。
5. 6×SSC溶液、2×SSC溶液、0.2×SSC溶液：分别用20×SSC溶液稀释至所需浓度。
6. 变性鲑鱼精子DNA：10mg鲑鱼精子DNA溶解在1ml水中，用粗的注射器针头快速抽吸20次，以剪切DNA，然后置沸水中10min，迅速冷却，-20℃保存。临用前再加热至100℃ 5min，并置冰浴中冷却。
7. 预杂交液。
8. 洗液1：2×SSC，0.1% SDS。
9. 洗液2：0.2×SSC，0.1% SDS。
10. 洗液3（pH 7.5）：0.1mol/L Tris，0.15mol/L NaCl，0.3% Tween 20。
11. 封闭液（pH 7.5）：5% BSA，0.1mol/L NaCl，0.2% Triton 100，0.1mol/L Tris。
12. 检测液（pH 9.5）：1mol/L Tris-HCl，0.1mol/L NaCl，50mmol/L $MgCl_2$（20℃预热）。
13. 显色液：加66μl NBT和11μl BCIP到10ml检测液中，新鲜配制。
14. 尼龙膜或硝酸纤维素膜。

【器材】

台式高速离心机、涡旋混匀器、烘箱、杂交袋、滤纸、移液器、1.5ml Eppendorf管、吸头、点样器、真空泵、水浴箱、恒温振荡培养箱等。

【操作步骤】

1. 膜的预处理 将尼龙膜或硝酸纤维素膜浸泡于20×SSC溶液中吸足液体后，夹在两层滤纸中37℃烘烤20~30min。

2. 变性 将待测DNA样品100℃加热10min后，立即置于冰中，并置于-20℃冰箱中骤冷5min。

3. 点样 将上述变性后的样品各2μl点在硝酸纤维素膜或尼龙膜的毛面上，真空抽滤，室温下风干后，于烘箱中120℃烘烤30min（使样品中的DNA与膜结合牢固）。

4. 预杂交 将膜封入杂交袋中（每两组的膜背靠背封在一个杂交袋中），做好剪角标记（勿过大）。加入5ml预杂交液，除去气泡，置42℃恒温振荡培养箱上，轻轻振摇30~60min（封闭杂交膜上多余的非特异性DNA结合位点）。

5. 杂交液制备 用预杂交液将探针按100ng/ml浓度稀释，即为杂交液。

6. 杂交 剪开杂交袋一个小角，倾去预杂交液，加入杂交液2~3ml，除去气泡，封口。置50℃恒温振荡培养箱上，轻轻振荡过夜。

7. 洗膜 先回收杂交液，然后在室温下，用洗液1洗膜两次，每次5min；再将洗液2预热到50℃洗膜两次，每次15min（洗去未结合的探针，否则会导致过高的本底）。

8. 封闭 取出膜，在含有洗液3的培养皿中浸泡1min平衡后，转入30ml封闭液中，室温作用30~60min（封闭杂交膜上非特异性的蛋白质结合位点）。

9. 抗体稀释 加 1μl 抗 DIG-AP 到 10ml 封闭液后轻轻混匀，4℃可保存 12h。

10. 酶联抗体结合 用洗液 3 洗膜一次，每次 5min，然后将杂交膜封入一个新的杂交袋中，加入 3ml 步骤 9 稀释好的抗体，于室温轻轻振摇 30min，使酶联抗体与地高辛结合。

11. 洗膜 取出膜，将膜放入含有 30ml 洗液 3 的培养皿中，洗膜两次，每次 15min，然后取出膜，将膜放入含有 20ml 检测液的培养皿中平衡 2min（洗去未结合的酶联抗体）。

12. 显色 加 66μl NBT 和 11μl BCIP 到 10ml 检测液中配成显色液（现配现用），将膜置于新鲜制备的显色液中静置避光显色数小时，常在 12h 内完成显色反应。

13. 终止显色 当颜色斑点（或条带）达到一定强度后，用 50ml 去离子水或 TE 溶液洗膜 5min 以中止反应。显色后的滤膜用扫描仪获取图像，也可 80℃烘干后封存于聚乙烯袋内保存。

【注意事项】

1. 如果条件不允许，可采用手工方法直接点样。将核酸变性后，用移液器直接点样于干燥的尼龙膜或硝酸纤维素膜上，必须采用小量多次加样法，待第一次样品完全干燥后，再在原来的位置进行第二次加样，加样孔直径不超过 1cm 为宜。

2. 做好膜条标记，操作中避免用手接触尼龙膜或硝酸纤维素膜，需用镊子夹取膜条边角。

3. 室温低于 20℃时，洗液 1 和洗液 2 中的 SDS 易结晶析出，使用前需温浴使之溶解。

4. 硝酸纤维素膜只能通过彻底干燥来进行固定，干燥后核酸与硝酸纤维素膜通过疏水相互作用结合在一起，相互之间的结合力较弱。对于尼龙膜，适度的紫外线照射可促进核酸分子中的部分碱基与尼龙膜表面带正电荷的氨基形成共价结合，但过度照射会使过多的碱基同尼龙膜上的氨基结合而导致杂交信号的减弱。

5. 可根据探针与被检测目标之间的同源程度选择洗脱方式，如具有很高的同源性可选用严紧型洗脱方式（高浓度 SSC），反之则选用非严紧型洗脱方式（低浓度 SSC）。

【思考题】

1. 简述斑点与狭缝印迹杂交的原理与方法。
2. 斑点与狭缝印迹杂交的区别是什么？

（黄　彬）

第三章 核酸扩增技术

聚合酶链反应（polymerase chain reaction，PCR）是一种对特定 DNA 分子进行体外扩增的方法，能特异地扩增目的 DNA，具有快速、简便、特异、敏感、产率高、重复性好和易自动化等优点。PCR 技术通过体外扩增，可将目的基因片段放大百万倍，从而极大地提高了核酸分子的检测灵敏度。目前在基本 PCR 技术的基础上已经发展衍生出多种检测技术与方法。PCR 技术是分子生物学技术的一项重大突破，广泛地用于基因克隆、序列分析、基因表达调控和基因多态性研究等多方面。

PCR 反应体系主要由引物、酶、dNTP、模板和含 Mg^{2+} 的反应缓冲液五部分组成。通过优化体系各组成达到较好的扩增效果。

本章重点介绍 PCR、多重跨越断裂点 PCR（Gap-PCR）、等位基因特异性扩增（allele specific amplification，ASA）、限制性片段长度多态性聚合酶链反应（polymerase chain reaction - restriction fragment length polymorphism，PCR-RFLP）、聚合酶链反应-单链构象多态性分析（single strand conformation polymorphism analysis of polymerase chain reaction products，PCR-SSCP）、逆转录聚合酶链反应（reverse transcription polymerase chain reaction，RT-PCR）、实时荧光定量聚合酶链反应（real-time fluorescence quantitative transcription polymerase chain reaction，RQ-PCR）等的基本原理、操作方法和注意事项。

实验十五　PCR 扩增大肠埃希菌 *fliC* 基因

【目的】

掌握用 PCR 法检测大肠埃希菌 *fliC* 基因的原理与方法。

【原理】

在 DNA 聚合酶和引物的参与下，以靶 DNA 为模板，按照碱基互补配对原则合成互补链，并对反应产物进行定性和半定量分析。本实验选择大肠埃希菌的 *fliC* 基因为扩增对象，以大肠埃希菌总 DNA 为模板进行 PCR 扩增，通过琼脂糖凝胶电泳法检测 PCR 扩增产物，从而对大肠埃希菌进行检测。PCR 扩增产物长度为 625bp，引物序列如下：

上游引物序列：5'-GCGCTGTCGAGTTCTATCGAGC-3'

下游引物序列：5'-CAACGGTGACTTTATCGCCATTCC-3'

【试剂】

1. 细菌裂解液。

2. 目的基因 *fliC* 特异引物：引物用无菌去离子水配制成浓度 1mmol/L 的储存液，实验时再稀释至工作浓度。

3. 10×PCR 缓冲液：100mmol/L Tris-HCl（pH 8.3），500mmol/L KCl，0.1% 明胶

(gelation) 和 15mmol/L $MgCl_2$。一般酶都有自带 10×缓冲液。

4. 脱氧核苷三磷酸（dNTPs）混合液：含 dATP、dGTP、dCTP、dTTP 各 2mmol/L。

5. *Taq* DNA 聚合酶。

6. 其他电泳相关试剂参照实验八。

【器材】

DNA 扩增仪、台式高速离心机、凝胶成像分析系统、琼脂糖凝胶电泳系统、移液器及吸头、PCR 反应管、漩涡混匀器、锥形瓶和微波炉。

【操作步骤】

1. 细菌 DNA 的提取 大肠埃希菌 DNA 的提取参照第二章实验十一进行。

2. PCR 体系的优化 体系优化的基本策略是在保持其他因素一致的条件下，通过变化单一因素来筛选每个参数的最优条件。

（1）模板浓度的优化 在其他反应参数不变的前提下，对 8 种不同浓度的模板进行 PCR 扩增。设置模板浓度分别为 2.5ng、5.0ng、25.0ng、50.0ng、100.0ng、200.0ng、300.0ng 和 400.0ng。

（2）Mg^{2+} 浓度的优化 在其他反应参数不变的前提下，设置 5 组不同 Mg^{2+} 浓度进行反应，Mg^{2+} 浓度分别为 1.0μmol/L、1.5μmol/L、2.0μmol/L、2.5μmol/L 和 3.0μmol/L。

（3）引物浓度的优化 在其他反应参数不变的前提下，设置 5 种不同浓度的引物进行 PCR 扩增。引物浓度分别为 0.1μmol/L、0.2μmol/L、0.4μmol/L、0.8μmol/L 和 1.0μmol/L。

（4）dNTP 浓度的优化 在其他反应参数不变的前提下，分别以 4 种不同浓度的 dNTP 进行 PCR 反应，dNTP 浓度依次为 100μmol/L、150μmol/L、200μmol/L 和 300μmol/L。

（5）*Taq* DNA 聚合酶浓度的优化 在其他反应参数不变的前提下，对 5 个不同浓度的 *Taq* DNA 聚合酶进行 PCR 反应，*Taq* DNA 聚合酶浓度依次为 0.5U、1.0U、1.5U、2.0U 和 2.5U。

3. 配制 PCR 反应体系 在冰浴中，按下列组成配制反应液（参考）。

DNA 模板	5.0μl
10×PCR 缓冲液	5.0μl
dNTPs（每种 dNTP 各 2.5mmol/L）	4.0μl
Taq DNA 聚合酶	0.4μl
上游引物 1（20μmol/L）	0.5μl
下游引物 2（20μmol/L）	0.5μl
双蒸水	补至 50μl

4. PCR 反应 按如下条件进行 PCR 扩增：94℃预变性 2min；94℃变性 45s，48℃退火 45s，72℃延伸 60s，共进行 35 个循环；最后 72℃延伸 5min。

5. 结束反应 收集反应管，12 000×g/min 离心 15s，取扩增产物进行电泳分析，也可将 PCR 扩增产物置 4℃保存待检或-20℃长期保存。

6. 产物检测 通过琼脂糖凝胶电泳（参照实验八）检测 *fliC* 基因的扩增结果，见图 3-1。

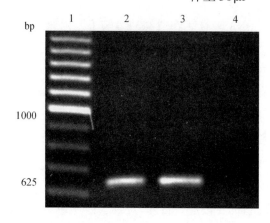

图 3-1 大肠埃希菌 *fliC* 基因电泳图

1. 100bpDNA 相对分子质量参照物 2. *fliC* 基因 3. 阳性对照 4. 阴性对照

【注意事项】

1. PCR是一种敏感的扩增技术，易受污染。因此，环境应保证无DNA污染，最好设立一个专门的PCR实验室。

2. 用于临床诊断的PCR反应需在专门的PCR实验室中进行，应保证模板制备室、体系配制室、PCR反应室和产物分析室等各工作区域的独立。

3. PCR样品应冰浴解冻，使用前充分混匀。试剂进行分装，避免反复冻融。不使用带有自动除霜功能的冰箱存储酶，避免酶的反复冻融。最好在4℃条件下配制PCR反应体系，配制试剂及反应液时必须戴手套，使用专用的移液器。

4. 在配制PCR反应液时，Taq DNA聚合酶应最后加入PCR反应体系中，直接将酶加入水中可能导致酶变性失活。酶应在使用前才从冰箱中取出，加完后立即放回冰箱。

5. 设置阴、阳性对照，使用阴性对照可检查体系是否存在污染，使用能良好扩增的样本作阳性对照可检测体系的可行性。

【思考题】

1. PCR实验时设置阴性对照有什么作用？
2. PCR实验未获得PCR产物，可能的原因有哪些？

（李有强）

实验十六　多重Gap-PCR检测α-地中海贫血基因缺失

【目的】

掌握跨越断裂点PCR方法检测α-地中海贫血基因缺失的原理与应用。

【原理】

跨越断裂点PCR（Gap-PCR）技术是在待检的缺失基因片段两端设计引物而进行的PCR反应，普通PCR只能扩增2kb～3kb以内的短片段。正常基因由于引物扩增区域太长而无法扩增，而缺失型基因由于引物扩增区域缩短而得到扩增，据此来诊断某些基因缺失型疾病。Gap-PCR技术衍生的多重PCR技术可一次扩增5种常见的α-地中海贫血（以下简称α-地贫）缺失型基因，是检测缺失型α-地贫的常用方法。

α-地贫是由于α珠蛋白基因缺失而引起的一种溶血性贫血。人类α珠蛋白基因位于16p13.3，长约40kb，整个α类珠蛋白基因簇共由7个基因组成，包括4个可编码基因和3个假基因：端粒-ξ-ψξ1-Ψα2_ Ψα1-α2-α1-θ-着丝粒。α-地贫分子缺陷有基因大片段缺失和非缺失突变两大类，中国人以缺失型的$-α^{3.7}$、$-α^{4.2}$和-SEA的α-地贫多见。目前已能检测出的缺失型α-地贫有$-α^{3.7}$、$-α^{4.2}$、-SEA、-MED、$-α^{20.5}$、-THAI、-FILα地贫1和地贫2等。

【试剂】

1. 人全血基因组DNA提取试剂盒。
2. PCR混合引物（PCR引物用无菌去离子水配制成浓度1mmol/L的保存液，实验时使每条引物的终浓度为8.0pmol/L。5对引物的序列和扩增产物长度见表3-1）。
3. PCR反应缓冲液：2×GC缓冲液Ⅱ。
4. dNTPs混合液。
5. Taq DNA聚合酶。

6. 其他电泳相关试剂参照实验八。

表3-1　Gap-PCR检测α-地贫基因缺失的引物序列和产物长度

基因名称	引物序列	产物长度（bp）
LIS1	F：5'-GTCGTCACTGGCAGCGTAGATC-3'	2503
	R：5'-GATTCCAGGTTGTAGACGGACTG-3'	
SEA	F：5'-CGATCTGGGCTCTGTGTTCTC-3'	1349
	R：5'-AGCCCACGTTGTGTTCATGGC-3'	
α3.7	F：5'-CCCCTCGCCAAGTCCACCC-3'	2022
	R：5'-AAAGCACTCTAGGGTCCAGCG-3'	
α4.2	F：5'-GGTTTACCCATGTGGTGCCTC-3'	1628
	R：5'-CCCGTTGGATCTTCTCATTTCCC-3'	
α2	F：5'-CCCCTCGCCAAGTCCACCC-3'	1800
	R：5'-AGACCAGGAAGGGCCGGTG-3'	

【器材】

PCR扩增仪、台式高速离心机、漩涡混匀器、微波炉、电泳仪、电泳槽、点样梳、移液器、吸头、0.2ml的PCR反应管、Eppendorf管和凝胶成像分析系统。

【操作步骤】

1. 模板DNA的提取　无菌采集人EDTA抗凝静脉血2~3ml，用全血基因组DNA提取试剂盒提取基因组DNA，操作步骤按试剂盒说明书进行。

2. 配制反应体系　取多个0.2ml的PCR反应管，做好标记，冰浴条件下按表3-2依次加入反应所需物质，反应总体积为50μl。

表3-2　Gap-PCR检测α-地贫基因缺失反应体系的配制

组分	初始浓度	体积	反应终浓度
Taq DNA 聚合酶	5U/μl	0.5μl	0.05U/μl
GC缓冲液Ⅱ	2×	25.0μl	1×
dNTPs	2.5mmol/L	4.0μl	0.20mmol/L
混合引物	20μmol/L	0.4μl	8.0pmol/L
模板DNA	200ng/μl	1.0μl	4.0ng/μl
双蒸水		19.1μl	

漩涡振荡混匀PCR反应管，离心机瞬时离心若干秒。将反应管放入PCR扩增仪内进行扩增。

3. 扩增条件　95℃预变性1min；97℃变性45s，60℃退火75s，72℃延伸150s，共进行35个循环；最后72℃延伸5min。

4. 产物分析　于10μl PCR产物中加入2μl 6×上样缓冲液，1%琼脂糖凝胶电泳，电压为

5V/cm，电泳至各产物片段充分分离，一般为 1~2h。

5. 结果判断 将凝胶置凝胶成像分析系统观察结果。α-地中海贫血基因缺失电泳结果见图 3-2。

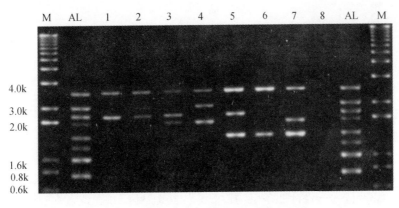

图 3-2 PCR 扩增产物琼脂糖凝胶电泳结果

M. DNA Marker　AL. DNA Marker　1. αα/αα（正常）　2. -α$^{3.7}$/-α$^{3.7}$（-α$^{3.7}$缺失杂合子）
3. αα/-α$^{4.2}$（-α$^{4.2}$缺失杂合子）　4. -α$^{3.7}$/-α$^{4.2}$（α地贫2纯合子）
5. αα/--^{SEA}（--^{SEA}缺失杂合子）　6. -α$^{3.7}$/--^{SEA}（-α$^{3.7}$、--^{SEA}双重缺失杂合子）
7. -α$^{4.2}$/--^{SEA}（-α$^{4.2}$、--^{SEA}双重缺失杂合子）　8. 阴性对照

（1）正常　检测样品有一条 1800bp 的正常条带和一条 2503bp 的内对照条带。见条带 1。

（2）缺失杂合子　检测样品有三个条带，其一为 1800bp 的正常条带，其二为某一缺失型的条带，其三为一条 2503bp 的内对照条带，结果为此相应缺失型的杂合子。见条带 2、3 和 5。

（3）缺失纯合子　检测样品有一条缺失型条带，另一条为 2503bp 的内对照条带，无正常条带，为此相应缺失型的纯合子。见条带 4。

（4）双重缺失杂合子　检测样品有三条带，分别为两种缺失型，一条 2503bp 的内对照条带，无正常条带，结果为这两种缺失型的双重杂合子。见条带 6、7。

（5）阴性对照　电泳无条带，见条带 8。

【注意事项】

1. 此法经普通 PCR 改进而来，故普通 PCR 的注意事项同样适用于本实验。

2. 由于电泳产物较多，电泳时间应足够充分，以使产物片段充分分离。

3. 每次检测都应设置阴性对照和阳性对照，以对污染和扩增条件进行监测。任何一个临床样品的电泳结果都应至少有一条 2503bp 的内对照条带，否则为实验失败。

4. 阴性对照孔电泳应无条带。若阴性对照出现任一条带，提示本次实验有污染，应查找原因并消除污染后重新检测。

5. 若无法立即对 PCR 产物进行电泳，可将产物存放于 -20℃。

【思考题】

1. Gap-PCR 的检测原理是什么？
2. Gap-PCR 的主要影响因素有哪些？

（李有强）

实验十七 等位基因特异性扩增检测 CYP2C9 基因多态性

【目的】

掌握等位基因特异性方法扩增检测 CYP2C9 基因多态性的原理与应用。

【原理】

在严格条件下，PCR 引物 3'端碱基与模板之间配对与否决定了 PCR 反应能否进行，若发生错配，3'，5'-磷酸二酯键形成受阻，PCR 无法进行有效扩增。等位基因特异性扩增又称扩增阻碍突变系统（amplification refractory mutation system，ARMS）。利用上述特点，针对多态性位点的特定碱基设计特异性引物，通过 PCR 和电泳直接检测已知点突变或基因的单核苷酸多态性。

本实验采用 ASA 技术，设计四条引物检测 CYP2C9 基因 1075 位点多态性（CYP2C9 1075A>C）。外侧引物 F1 和 F4 能扩增出包含已知多态位点在内的长 434bp 的 PCR 产物。同时，当 CYP2C9 基因 1075 位点为 A-T 碱基对时，引物 F3 无效，F2 与 F4 一起扩增出长度为 295bp 的产物。当 CYP2C9 基因 1075 位点为 C-G 碱基对时，引物 F2 无效，F1 与 F3 一起扩增出长度为 177bp 的产物。实验原理见图 3-3。

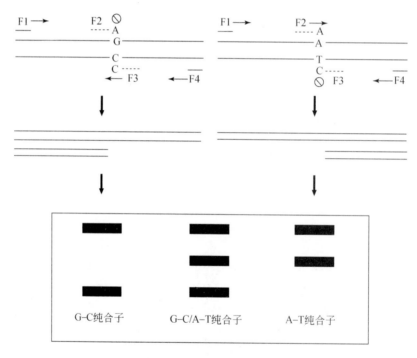

图 3-3 ASA-PCR 实验原理示意图

【试剂】

1. 人全血基因组 DNA 提取试剂盒。
2. PCR 引物

F1：5'-GCCATTTTTCTCCTTTTCCAT-3'；
F2：5'-GCACGAGGTCCAGAGATACA-3'；
F3：5'-TGGTGGGGAGAAGGTCAAG-3'；
F4：5'-GGAGAACACACACTGCCAGA-3'

3. 10×PCR 缓冲液。

4. dNTPs 混合液。

5. Taq DNA 聚合酶。

6. 其他电泳相关试剂参照实验八。

【器材】

高速低温离心机、离心管、微量移液器、微量加样吸头、PCR 扩增仪、微波炉、电泳装置及凝胶成像分析系统等。

【操作步骤】

1. DNA 模板的制备 无菌采集人 EDTA 抗凝静脉血 2~3ml，用全血基因组 DNA 提取试剂盒提取基因组 DNA，操作步骤按试剂盒说明书进行。

2. 配制 PCR 反应体系 取多个 0.2ml 薄壁 PCR 反应管，做好标记，冰浴条件下按表 3-3 依次加入反应所需物质，反应总体积为 50μl。

表 3-3 ASA-PCR 检测 CYP2C9 基因 1075 位点突变反应体系的配制

组　分	初始浓度	体　积	反应终浓度
10×PCR 缓冲液	10×	5.0μl	1×
dNTPs	2.5mmol/L	4.0μl	0.20mmol/L
混合引物	20μmol/L	0.5μl	0.2μmol/L
Taq DNA 聚合酶	5U/μl	0.5μl	0.05U/μl
模板 DNA	200ng/μl	10.0μl	40.0ng/μl
双蒸水		30.0μl	

3. PCR 反应 将反应管内反应液混匀并短暂离心后，置 PCR 扩增仪内扩增。扩增条件：95℃预变性 2min；95℃变性 20s，59.5℃退火 30s，72℃延伸 30s，共进行 10 个循环；95℃变性 20s，57.5℃退火 30s，72℃延伸 30s，共进行 20 个循环；最后 72℃延伸 5min。

4. PCR 产物电泳 取 10μl PCR 产物加入 2μl 6×上样缓冲液并混匀、离心，2% 琼脂糖凝胶中进行电泳分离。

5. 结果判断 在凝胶成像分析系统下观察结果，ASA-PCR 扩增检测 CYP2C9 基因多态性电泳结果见图 3-4。

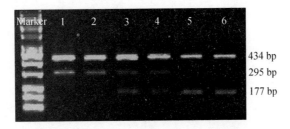

图 3-4 ASA-PCR 检测 CYP2C9 基因 1705 位点多态性代表图

1，2. A-T 型纯合子　3，4. 杂合子　5，6. C-G 型纯合子

【注意事项】

1. 此法经普通 PCR 改进而来，故普通 PCR 的注意事项同样适用于本实验。

2. PCR 反应条件如引物浓度、Mg^{2+} 浓度、Taq DNA 聚合酶的浓度及退火温度等条件的优化是保证该技术灵敏度特异性的关键。一般而言，碱基错配的 PCR 比普通 PCR 使用更低浓度的 Taq DNA 聚合酶和引物。

3. 本实验采取的四引物法扩增受阻体系能区分等位基因是否纯合，采用三引物体系也能检测目的基因片段是否存在多态性或突变，如本实验可采用 F1、F2 和 F4 或 F1、F3 和 F4 进行 ASA-PCR，但三引物法无法鉴定等位基因是否纯合。

4. 规范实验操作，如尽量缩短酶置于常温的时间；避免与溴乙锭直接接触；实验完成后用紫外灯照射工作台 30min 以上，以防止扩增产物对下次检测造成污染等。

【思考题】

1. ASA-PCR 的检测原理是什么？
2. ASA-PCR 扩增 CYP2C9 基因 1705 位点多态性的纯合子和杂合子结果有什么异同点？

（李有强）

实验十八　PCR-RFLP 检测 β 珠蛋白基因点突变

【目的】

掌握 PCR-RFLP 方法检测 β 珠蛋白基因点突变的原理与应用。

【原理】

基因点突变发生在特定的限制性内切核酸酶识别位点上时，导致该酶切位点消失或增加，相应 DNA 片段的酶切性质发生改变。基于此原理，聚合酶链式反应-限制性片段长度多态（PCR-RFLP）分析技术利用 PCR 特异扩增包含可能发生突变某个碱基的 DNA 片段，然后对扩增产物进行特定的限制酶切反应，通过凝胶电泳分离酶切产物，分析酶切图谱，判断该酶切位点是否存在突变，从而检测某一基因的点突变。

β-地中海贫血由 β 珠蛋白链基因突变所引起，该基因具有 3 个外显子和 2 个内含子。其第二内含子区域常见突变位点（IVS Ⅱ-654）发生 C-G 突变后，获得 *Rsa* Ⅰ 酶切位点。本实验利用 PCR 扩增包含该突变位点的 β 珠蛋白基因片段，产物经 *Rsa* Ⅰ 酶切反应后通过凝胶电泳检测酶切片段，根据酶切图谱判定该位点是否存在突变。实验原理见图 3-5。

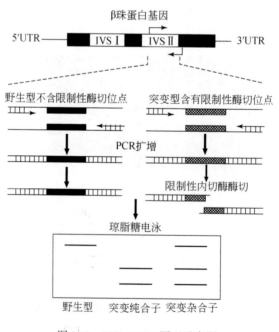

图 3-5　PCR-RFLP 原理示意图

【试剂】
1. 基因组 DNA 提取试剂盒。
2. PCR 引物。
上游引物：5′-GTGTATACATATTGACCAAATCAGGGTA-3′
下游引物：5′-TGCAGAAATATTTATATGCAGAAATATTGCTAGT-3′
3. 10×PCR 缓冲液。
4. dNTPs 混合液。
5. *Taq* DNA 聚合酶。
6. 限制性内切核酸酶 *Rsa* Ⅰ 及相应缓冲液。
7. 其他电泳相关试剂参照实验八。

【器材】
高速低温离心机、离心管、微量移液器、微量加样吸头、PCR 扩增仪、恒温水浴箱、微波炉、电泳装置及凝胶成像分析系统等。

【操作步骤】
1. DNA 模板的制备　无菌采集成人 EDTA 抗凝的静脉血 2~3ml，用全血基因组 DNA 提取试剂盒抽提基因组 DNA，操作步骤按试剂盒说明书进行。

2. 配制 PCR 反应体系　取多个 0.2ml 的 PCR 反应管，做好标记，冰浴条件下按表 3-4 依次加入反应所需物质，反应总体积为 50μl。

表 3-4　PCR-RFLP 检测 β 珠蛋白基因点突变反应体系的配制

组分	初始浓度	体积	终浓度
10×PCR 缓冲液	10×	5.0μl	1×
dNTPs	2.5mmol/L	4.0μl	0.20mmol/L
混合引物	20μmol/L	1.0μl	0.40μmol/L
Taq DNA 聚合酶	5U/μl	1.0μl	0.10U/μl
模板 DNA	200ng/μl	10.0μl	40.00ng/μl
双蒸水		29.0μl	

3. PCR 反应条件　94℃预变性 5min；94℃ 30s，55℃ 30s，72℃ 40s，循环 30 次，最后 72℃延伸 5min。

4. PCR 产物的电泳鉴定　取 5μl PCR 产物，加入 1μl 6×上样缓冲液后混匀、离心，于 2% 琼脂糖凝胶中进行电泳分离，产物片段大小应为 422bp。

5. PCR 产物的酶切　取 24μl PCR 产物，加入 3μl *Rsa* Ⅰ 和 3μl *Rsa* Ⅰ 缓冲液，轻微混匀后离心，置于 37℃孵育 4h。

6. 酶切产物的电泳分离　取 10μl 酶切产物，加入 2μl 6×上样缓冲液混匀、离心，2% 琼脂糖凝胶中进行电泳分离，凝胶成像进行分析。

7. 结果判断　在凝胶成像分析系统下观察结果，PCR-RFLP 检测 β 珠蛋白基因点突变电泳结果见图 3-6。

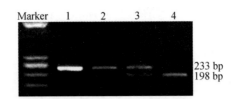

图 3-6 β 珠蛋白基因 IVS Ⅱ-654（C-G）突变 PCR-RFLP 图谱

1. 突变杂合子　2. 阳性对照　3. 野生型　4. 未经酶切 PCR 产物（阴性对照）　5. 突变纯合子

【注意事项】

1. 本实验理论上不含酶切位点的 PCR 产物片段大小为 233nt，含有酶切位点的产物经完全酶切后产生 198nt 和 35nt 的核酸片段，但由于琼脂糖凝胶电泳的分辨率较低，可能难以检测出 35nt 的短片段，故实验结果根据 233nt 及 198nt 的条带判断即可。

2. 此法经普通 PCR 改进而来，故普通 PCR 的注意事项同样适用于本实验。

3. PCR 所用 Taq DNA 聚合酶应为高保真酶，避免 PCR 过程引入碱基突变，导致结果不准确，PCR 反应体系和条件根据不同公司的试剂进行调整。

4. 各种限制性内切核酸酶的最佳反应条件不尽相同，请严格参照相应的说明书设定酶切反应条件。由于原始酶溶液中含甘油成分，而一定浓度的甘油（5%）会显著抑制酶的活性，因此酶切反应中加入酶的量一般不超过总体积的 10%。

5. 部分限制性内切核酸酶会出现消化不完全的现象，因而实验必须设立阴性和阳性对照，避免出现假阳性或假阴性结果。

【思考题】

1. PCR-RFLP 的检测原理是什么？
2. PCR-RFLP 检测 β 珠蛋白基因点突变的主要影响因素有哪些？

(李有强)

实验十九　PCR-SSCP 检测凝血因子 V 基因突变

【目的】

掌握 PCR-单链构象多态性分析的原理与方法及其应用。

【原理】

凝血因子 V（coagulation factor V）是凝血过程中的一个辅因子，而血液中的一种活性蛋白 C（APC）可通过使活化的凝血因子 V 失活而限制血凝块的形成。凝血因子 V 基因突变（1691G→A），亦称 Factor V Leiden 突变，会使凝血因子 V 仍保持促凝血的活性，但对抗凝血系统 APC 的失活作用耐受性增强，从而使抗凝作用减弱，凝血作用增强，导致血栓形成的风险性增加。

双链 DNA 与单链 DNA 在凝胶中影响迁移的因素不同。双链 DNA 在凝胶电泳中的迁移率主要与其长度有关；单链 DNA 在非变性条件下可折叠形成特定的空间构象，在非变性聚丙烯酰胺凝胶中电泳时，其迁移率除了与 DNA 链的长短有关外，更主要取决于 DNA 单链所形成的空间构象。这种特定构象的稳定性靠 DNA 单链分子内局部顺序的相互作用（主要是氢键）维系。长度相同的单链 DNA 的碱基组成及顺序不同，甚至仅一个碱基不同就能使所形成的构象不同。

本实验的特异 PCR 产物是一个载有突变位点 1691（G→A）的 267bp 的 DNA 片段，突变 DNA 的 PCR 产物经变性后快速复性，产生与正常 DNA 空间构象不同的两条单链，在非变性聚丙烯酰胺凝胶电泳时，不同构象的单链片段具有不同的电泳迁移率，从而能区别正常与突变的 DNA。

【试剂】

1. 核酸提取相关试剂：分离外周血人基因组 DNA，核酸提取试剂及配制见实验二。
2. 凝血因子 V 基因扩增引物：

上游引物为：5′-TGCCCAGTGCTTAACAAGCCA-3′

下游引物为：5′-TGAATCATCACACTGGTGCTAA-3′

3. PCR 相关试剂：Taq DNA 聚合酶（含配套 10×缓冲液和 $MgCl_2$）及 dNTPs 可从生物技术公司购买。
4. 50% 丙烯酰胺贮存液：将 49g 丙烯酰胺和 1g N,N'-亚甲基双丙烯酰胺溶于总体积为 60ml 的蒸馏水中，加热至 37℃ 溶解，加蒸馏水至终体积为 100ml。用 0.45μm 滤膜过滤除菌，置棕色瓶中保存于室温。
5. 10% 过硫酸铵。
6. 变性上样液：95% 甲酰胺，0.03% 二甲苯青，0.05% 溴酚蓝，20mol/L EDTA（pH 8.0），室温保存备用。
7. 固定液Ⅱ：10% 乙醇，0.5% 乙酸溶液。
8. 染色液：将 2g $AgNO_3$ 溶于蒸馏水中，并定容至 1000ml，室温保存。
9. 显示液：将 15g NaOH 溶于蒸馏水中，并定容至 1000ml，室温保存。
10. 5×TBE 缓冲液　取 54g Tris 碱，27.5g 硼酸，加约 900ml 双蒸水完全溶解，再加入 20ml 0.5mol/L EDTA（pH 8.0）溶液，定容至 1000ml，电泳时稀释 10 倍。
11. TEMED。
12. 琼脂糖电泳试剂见实验八。

【器材】

PCR 扩增仪、垂直电泳仪、微量进样器、移液器、1.5ml Eppendorf 管、吸头、100ml 三角烧瓶、恒温水浴锅、凝胶成像分析系统、各种规格离心机。

【操作步骤】

1. DNA 模板的制备　取检测对象的外周血提取基因组 DNA，核酸提取试剂及配制、操作参见实验二。

2. PCR 扩增

（1）反应体系　5μl 10×缓冲液，200μmol/L dNTPs，2mmol/L $MgCl_2$，上、下游引物各 200nmol/L，1.5U Taq DNA 聚合酶，0.2~1μg 模板 DNA，加双蒸水至 50μl。

（2）循环条件　95℃预变性 5min；主循环 94℃ 1min，55℃ 1min，72℃ 1min，循环 35 次；72℃延伸 5min（可根据预实验调整最适参数）。

3. PCR 扩增产物的鉴定　取 8.0μl PCR 扩增产物，加入 2.0μl 6×上样缓冲液，于 1×TAE 电泳缓冲液配制的琼脂糖凝胶（浓度根据扩增产物片段大小选择）中进行电泳，待条带泳动至合适位置，取出胶块于凝胶成像仪或紫外灯下观察结果。

4. 8％聚丙烯酰胺凝胶的制备

50％丙烯酰胺贮存液	2.4ml
去离子水	8.0ml
5×TBE	3.0ml
50％甘油	1.5ml
10％过硫酸铵	100μl
TEMED	10μl

组装好洁净的制胶模具，选择合适宽度、厚度的梳齿插入制胶板顶端中间间隙，将上述制胶液从梳齿一端灌入，注意防止气泡形成，将制胶模具适度倾斜放置平稳，室温下放置1h，待凝胶完全聚合凝固，小心拔掉梳齿，用蒸馏水冲洗顶部（防止残余胶液重新聚合，影响点样孔形状），然后用1×TBE封闭。

（1）聚丙烯酰胺凝胶电泳　取5μl PCR产物于Eppendorf管中，加入30μl变性上样液，1滴液状石蜡，水浴煮沸10min，取出反应管并立即放入冰浴放置3min以上；取全部下层水相上样，先以200V电压电泳5min，然后调整电压至100V电泳3~4h，取出凝胶进行银染。

（2）硝酸银染色　①小心剥取凝胶，立即浸入固定液Ⅱ中固定10min。倾去固定液Ⅱ，用去离子水蒸馏水洗涤2次，倒掉去离子蒸馏水。②加入染色液，浸过凝胶，室温下染色10min，不断摇动。③倒掉染色液，用去离子蒸馏水漂洗3次。④倒入新配制的显色液，摇动容器显色均匀，观察凝胶中条带显色至清晰（背景不要过深），立即弃去染色液；用去离子蒸馏水漂洗2次，每次1min。⑤白色背景下观察染色结果，拍照记录结果，可将凝胶制成干板保存。

5. 结果判断　正常SSCP图谱可见迁移速度最快的是一条双链DNA带，另可见两条迁移较慢的单链DNA带；突变SSCP图谱可见一条迁移速度与正常SSCP图谱一致的双链DNA带，而单链DNA在迁移位置、数目上（可能出现3条或4条）与正常相比发生改变，见图3-7。

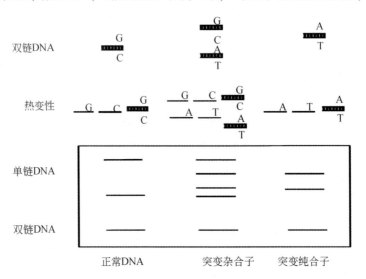

图3-7　PCR-SSCP检测凝血因子Ⅴ基因突变电泳图谱

【注意事项】

1. SSCP对短链DNA点突变的检出率要比长链的高，这可能是由于长链DNA分子中单个碱基的改变在维持立体构象中起的作用较小的缘故。

2. DNA片段中点突变在DNA和RNA中的位置对SSCP检测率的影响，取决于该位置对维持立体构象作用的大小，而不是仅仅取决于点突变在DNA链上的位置。

3. 在电泳中电压过高是引起温度升高的主要原因，可用电泳冷却装置保持相对较低的温度（一般在4℃~15℃），以利于单链DNA保持相对稳定的立体构象。也可采取变换电压方式进行电泳，开始的5min应用较高的电压（250V）（可以使不同立体构象的单链DNA初步分离，而凝胶的温度不会升高），然后以低电压（100V）电泳（可以使单链DNA进一步分离）。

4. 用测序板进行SSCP分析，凝胶长度应在40cm以上。凝胶浓度一般使用5%~8%的凝胶，凝胶浓度不同，突变带的相对位置也不相同，如果是未知突变种类，最好采用两种以上的凝胶浓度，提高突变种类的检出率。凝胶的厚度越厚，背景越深，在上样量较多的前提下，尽量使凝胶越薄越好。

5. 变性剂　凝胶中加入低浓度的变性剂，如5%~10%甘油、5%尿素或甲酰胺、10%二甲基亚砜（dimethylsulfoxide，DMSO）或蔗糖等有助于提高敏感性。

【思考题】

1. 如何判断PCR-SSCP的实验结果？
2. 有哪些因素可影响PCR-SSCP实验的结果？

（刘　湘）

实验二十　RT-PCR检测流感病毒M基因的mRNA水平

【目的】

掌握用RT-PCR技术检测流感病毒M基因的mRNA水平的原理与方法。

【原理】

逆转录PCR（reverse transcription PCR，RT-PCR）的基本原理是：以mRNA为模板，利用逆转录酶催化dNTPs聚合成与mRNA模板互补的单链DNA（cDNA），再以cDNA为模板进行PCR扩增，然后通过琼脂糖凝胶电泳法检测RT-PCR产物，从而进行相应基因表达的检测。RT-PCR使RNA检测的灵敏度大大提高，已经广泛应用于RNA病毒的检测。流感病毒属正黏病毒科，具有分节，核酸为单股负链RNA。该病毒科包括流感病毒的3个属（A、B、C型）及可感染家畜或鱼类的 *Togotovirus* 属和 *Isavirus* 属。流感病毒根据核蛋白（NP）及基质蛋白（M1）的抗原性分型。其中，致病性最强，在世界上流行最广的是A型病毒。本实验选择H5N1亚型禽流感病毒M基因序列，进行流感病毒的检测。

【试剂】

1. H5N1亚型禽流感病毒M基因扩增引物

上游引物序列：5′-GAAAGATGAGTCTTCTAACCGAGG-3′

下游引物序列：5′-GTTTTTTACTCCAATTCTATGTTGAC-3′

扩增产物的长度为1kb。

2. 10×PCR缓冲液。

3. dNTPs混合液。

4. *Taq* DNA聚合酶。

5. DEPC水。

6. RNA提取试剂盒。

7. M-MuLv逆转录酶。

8. 采样用的 pH 7.4~7.6 的 Hanks 液或 MEM/DMEM 液,加入青霉素(终浓度为 100U/ml)、庆大霉素(终浓度为 1mg/ml)和抗真菌药物(终浓度为 2μg/ml)。

【器材】

DNA 扩增仪、低温高速离心机、台式高速离心机、凝胶成像分析系统、琼脂糖凝胶电泳系统、移液器及吸头、Eppendorf 管、漩涡混匀器。

【操作步骤】

1. 病毒 RNA 的提取 采集临床患者的样本(如咽拭子)或鸡胚培养物,用 Trizol 试剂盒提取总 RNA,提取结果的鉴定见实验五。

2. 逆转录反应 取 5.0μg 总 RNA,70℃变性 5min 后冰上冷却,加入 Oligo(dT)或随机引物、核糖核酸酶抑制剂、dNTP 混合物、MgCl$_2$、逆转录 10×缓冲液和 M-MuLv 逆转录酶,在总体积 20μl 的反应体系中 37℃水浴 60min,而后 70℃水浴 10min,冷却至 4℃用于 PCR。

3. PCR 反应

(1)按下列组成配制反应液

dNTPs(每种 dNTP 各 2.5mmol/L)	4μl
10×PCR 缓冲液	5μl
MgCl$_2$(25mmol/L)	3μl
上下游引物 1 对(25μmol/L)	2μl
cDNA 模板	5μl
Taq DNA 聚合酶	1U
双蒸水	补至 50μl

(2)将上述反应成分加入 0.5ml Eppendorf 管中混匀后离心,放入 DNA 扩增仪,95℃2min,然后按以下条件进行热循环:95℃变性 30s,61℃退火 30s,72℃延伸 1min,循环 40 次,最后 72℃延伸 7min。

4. 琼脂糖凝胶电泳法检测 RT-PCR 产物 于 10μl PCR 产物中加入 2μl 6×上样缓冲液,1.5%琼脂糖凝胶电泳,电压为 5V/cm,电泳至各产物片段充分分离,一般为 1~2h。

【注意事项】

1. 采集的标本应尽快进行检测,24h 内能检测的标本可置于 4℃保存,24h 内无法检测的标本则应置于 -70℃或以下保存。提取好的 RNA 应尽快使用,否则应 -70℃保存。

2. 严格按照实验五操作,尽量避免 RNA 酶对 RNA 的降解。

3. 不同公司的逆转录试剂、PCR 试剂会有所差异,应参照说明书和试剂情况调整反应体系。

4. 在配制 PCR 反应液时,Taq DNA 聚合酶应最后加,而且应该在准备使用时才从冰箱中取出,加完后立即放回冰箱。

【思考题】

1. 为什么做 PCR 时必须设置阴性对照?
2. 如何保证 PCR 反应的特异性?

(刘 湘)

实验二十一 实时荧光定量PCR（染料法）检测HER2癌基因表达

【目的】

掌握实时荧光定量PCR（染料法）检测HER2癌基因表达的原理与方法。

【原理】

实时荧光定量PCR（real-time fluorescence quantitative PCR）技术分两类，分别是染料法和探针法。染料法作为一种非特异性检测扩增序列的方法，是荧光定量PCR最早使用的方法。目前主要使用的染料SYBR Green I能与DNA双链的小沟特异性地结合，在激发光源的照射下发出荧光信号，而游离的染料不会发出任何荧光信号，其信号强度代表双链DNA分子的数量。因此，随PCR产物的增加，PCR产物与染料的结合量增大，荧光信号也就越强，可对任何目的基因定量。其优势在于使用方便，不需要设计复杂的荧光探针，使检测方法变得简便，同时也降低了检测的成本。

人类表皮生长因子受体2（human epidermal growth factor receptor 2，HER2）是细胞生长、分化及存活的重要调节者，在HER受体的信号网络系统和细胞周期的调节中发挥重要作用。目前已经发现某些人类肿瘤呈现HER2基因的过度表达，如原发性乳腺侵入性导管癌中存在 *HER2* 的过度表达，该类乳腺癌患者对曲妥珠单抗（赫赛汀）治疗有效，因此 *HER2* 表达水平是乳腺癌的独立预后因子，准确检测其表达水平至关重要。

提取 *HER2* 高表达乳腺癌细胞株mRNA，经逆转录后，分别运用针对 *HER2* 以及磷酸甘油醛脱氢酶（*GAPDH*）（内参基因）的引物进行Real-time PCR反应，得出各组反应 *HER2* 以及 *GAPDH* 的Ct值（达到样品荧光阈值时的循环数）。根据标准曲线推算出相应的起始拷贝数，以 *HER2* 以及 *GAPDH* 起始拷贝数的比值作为mRNA在各组织中的相对值。

【试剂】

1. RNA提取试剂盒。
2. M-MuLv逆转录酶。
3. SYBR Green I混合液（含有$MgCl_2$、dNTPs、PCR反应缓冲液、SYBR Green I、*Taq* DNA聚合酶）。
4. HER2基因扩增引物序列
   上游引物序列：5′-TGGTCAAGAGTCCCAACCATG-3′
   下游引物序列：5′-ATCCCATCGTAAGGTTTGGCC-3′
   扩增产物的长度为223bp。
5. GAPDH基因扩增引物序列
   上游引物序列：5′-GAAGGTGAAGGTCGGAGT-3′
   下游引物序列：5′-GAAGATGGTGATGGGATTTC-3′
   扩增产物的长度为225bp。
6. 其他：RT-PCR、电泳相关试剂参照实验二十、实验五。

【器材】

荧光定量PCR仪、台式高速离心机、超净工作台、移液器及吸头、PCR反应管、漩涡混匀器。

【操作步骤】

1. RNA 的提取及鉴定　用 Trizol 试剂盒提取 HER2 高表达细胞株（SK-BR-3）总 RNA，详见实验五。

2. 逆转录反应　详见实验二十。

3. 质粒构建　以 cDNA 为模板，PCR 反应后分别得到 *HER2* 和 *GAPDH* 片段，纯化的片段克隆到通用载体上，提取含有插入片段的质粒 DNA，经测序核实无误后，保存备用。

4. 标准品制备　根据构建好的标准质粒的相对分子质量和质量浓度，计算其拷贝数浓度。对质粒 DNA 进行 10 倍的系列稀释，得到拷贝数依次相差 10 倍的标准品。

5. 配制 PCR 反应体系　20μl 反应体系包括：SYBR Green I 混合液 10μl，上游引物（2μmol/L）2.0μl，下游引物（2μmol/L）2.0μl，DNA 模板 2.0μl，灭菌蒸馏水 4.0μl。

6. 扩增反应　将目的基因与内参基因同时在实时荧光定量 PCR 仪器上反应，每个基因设 3 个平行管，标准品、样品、空白对照同时进行扩增。反应条件如下：95℃预变性 5min；95℃变性 15s，60℃退火 30s，72℃延伸 15s，扩增 40 个循环。72℃用 single 模式采集荧光信号，保存数据文件并运行。

7. 荧光定量标准曲线的绘制　稀释的质粒 DNA 溶液用来制作标准曲线的模板，仪器能自动以系列稀释液中 DNA 拷贝数的对数作为横坐标，以 Ct 值为纵坐标制图和确定斜率的函数公式，见图 3-8，在测定样品时自动计算出其拷贝数（也可使用商品化 HBV DNA 标准品直接建立标准曲线）。

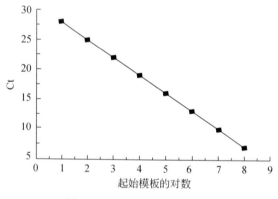

图 3-8　荧光定量标准曲线

8. 荧光定量熔解曲线的分析　反应条件如下：95℃，0s；63℃，15s；95℃，0s（温度变化速率为 0.05℃/s）。熔解曲线图见图 3-9，显示基因扩增为单峰，无杂峰，表明荧光定量结果可信。

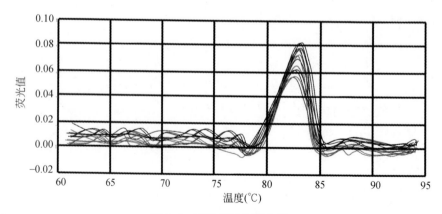

图 3-9　荧光定量熔解曲线

9. 数据分析　PCR 扩增反应完成后，仪器将给出各个样品的 Ct 值。根据各个样品的 Ct 值，在标准曲线中读出每个样品对应的起始拷贝数，以此对每个样品 cDNA 进行定量分析。HER2 基因的 mRNA 值的相对值计算公式：$SQ = HER2$ 拷贝数/$GAPDH$ 拷贝数。

【注意事项】

1. RNA 的提取程序应标准化，尽量采用试剂盒进行提取。
2. SYBR Green I 不会与单链 DNA 结合，因此变性时荧光强度最低。延伸末期，所有 DNA 均是双链，结合状态的 SYBR Green I 含量最大。因此，通常是在延伸期结束时进行 SYBR Green I 荧光信号测定。
3. SYBR Green I 容易与非特异性双链 DNA 结合，产生假阳性，该法对引物特异性要求较高，引物的特异性及稳定性是保证 PCR 扩增效率最为关键的因素之一，目前已有商用引物设计软件可用。
4. 高浓度的 SYBR Green I 对扩增酶有毒性作用，会导致扩增效率降低，应注意染料浓度的优化。

【思考题】

实时荧光定量 PCR（染料法）为什么必须作熔解曲线分析？

（刘　湘）

实验二十二　实时荧光定量 PCR（探针法）检测乙型肝炎病毒 DNA

【目的】

掌握实时荧光定量 PCR（探针法）定量检测乙肝病毒 DNA 的原理与方法。

【原理】

乙肝病毒（HBV）为双股环状 DNA 病毒，血清 HBV DNA 含量是乙型肝炎病毒复制的最可靠指标，其存在表示血液的传染性和宿主的感染状态，血清 HBV DNA 定量 PCR 法可真实反映乙型肝炎病毒感染、复制及病程变化，实时荧光定量 PCR 为 HBV 的诊断提供了更精确的方法。

实时扩增技术是通过检测反应体系的荧光信号与模板扩增产物成比例的变化来对反应体系的原始模板数进行定量的。染料法由于对引物的特异性要求高，且高浓度的颜料对扩增酶有毒性，因此现多使用序列特异性探针法，目前应用于临床检测的商品化试剂盒也是多采用 $TaqMan$ 水解探针检测模式。

本实验通过裂解血清中 HBV 颗粒，提取其基因组 DNA，采用核酸扩增结合 $TaqMan$ 荧光探针技术，利用一对乙肝病毒的特异性引物和一特异结合于扩增区另一位点的 $TaqMan$ 探针，实现对乙肝病毒 DNA 模板的实时定量检测。

$TaqMan$ 水解探针检测模式中，需要一条能与模板中特异序列互补的荧光探针，探针的 5′ 端和 3′ 端分别标记报告基团 R 和淬灭基团 Q，两个基团距离较近时 R 基团荧光被 Q 基团吸收，反应体系中检测不到荧光信号。在延伸中，Taq DNA 聚合酶沿着模板合成新链，当移动到探针与模板互补处时，Taq DNA 聚合酶利用 5′→3′ 外切酶活性把 R 基团从探针上切下来，此时 Q 基团的抑制作用消失，R 基团便释放出荧光。游离的 R 基团的荧光信号的强弱与 PCR 产物量成正比。因此，通过检测荧光信号的积累可以反映乙肝病毒 DNA 扩增产物的积累，而根据扩增反应的动力学特征使用外部标准曲线实现对初始模板的定量。

【试剂】

1. 商品化的HBV-DNA提取液。
2. TaqMan Universal PCR混合液（含有$MgCl_2$、dNTPs、PCR反应缓冲液、Taq DNA聚合酶）。
3. 阳性对照血清。
4. 阴性对照血清。
5. 4个浓度的标准品模板。
6. HBV-DNA扩增引物

   正向引物序列：5′-GTGTCTGCGGCGTTTTATCA-3′

   反向引物序列：5′-GACAAACGGGCAACATACCTT-3′
7. TaqMan探针序列

   5′-FAM-CCTCTT（G）CATCCTGCTGCTATGCCTCATC-TAMRA-3′

【器材】

荧光定量PCR仪、台式高速离心机、超净工作台、干式加热模块、移液器及吸头、PCR反应管、漩涡混匀器。

【操作步骤】

1. 质粒的构建及标准曲线的建立 过程类似于染料法，通过常规的PCR扩增（选用与本方法匹配的引物）、克隆、测序，其他见实验二十一。也可使用商品化HBV DNA标准品直接建立标准曲线。

2. 采集样本 采集被检者静脉血约1ml，尽快分离血清。

3. 处理样本 取n个0.5ml的灭菌离心管，做好标记。首先加入100μl DNA提取液Ⅰ，再分别加入待测血清以及各种对照样本各100μl，振荡混匀，13 000×g，离心10min，吸弃上清液，再加入25μl DNA提取液Ⅱ，振荡10s，置干式加热模块（约100℃）中作用10min，13 000×g，离心10min，保留上清液备用。

4. 20μl PCR反应体系的配制 正反向HBS引物（20μmol/L）各0.4μl，模板2μl，TaqMan Universal PCR混合液10μl，TaqMan探针2μl，灭菌蒸馏水5.2μl。

5. 扩增反应 在实时荧光定量PCR仪器上进行扩增反应，每个标本设3个平行管，标准品、样品、空白对照同时进行扩增。反应条件如下：50℃激活2min；95℃预变性10min；95℃变性15s，60℃退火1min，40℃冷却10s，扩增45个循环。40℃用single模式采集荧光信号，保存数据文件并运行。

6. 设定基线 不同的PCR仪操作略有不同，具体操作时，参照仪器说明书。

7. 检测质控标准 实验中只需获得标准"S"型扩增曲线（图3-10），即可进行标准曲线设置和结果分析，阳性标准品的Ct值均应小于38。输入1~4号阳性标准品的浓度，仪器自动以阳性控制品浓度的对数值为横坐标，以其实际测得的Ct值为纵坐标绘出标准曲线（图3-8），标准曲线的拟合度（r）应小于等于-0.98，否则视为定量结果无效。

空白和阴性对照的Ct值应无数值，HBV-DNA拷贝数应为0.0copies/ml；两个阳性对照应在设定范围内，否则按室内质控失控处理。

8. 结果判断 检测样本$5×10^2$copies/ml<HBV-DNA<$5×10^7$copies/ml，测定结果有效，可直接报告相应的拷贝数。

检测样本HBV-DNA>$5×10^7$copies/ml，直接报告>$5×10^7$copies/ml。有需要时，可用乙肝表面抗体阳性的阴性血清按10倍做相应稀释，使其拷贝数落在相应的拷贝数$5×10^4$~$5×10^7$copies/ml范围内再重新测定，测定结果乘以相应稀释倍数。

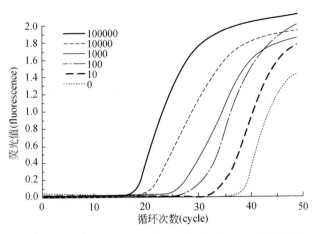

图 3-10 实时荧光定量 PCR 检测乙肝病毒 DNA 的扩增曲线

检测样本 HBV-DNA<$5×10^2$copies/ml 或为 0.0copies/ml 时，报 $5×10^2$copies/ml。

【注意事项】

1. 如果样本裂解产物当天不使用，则要保存在-20℃。

2. 在试剂准备区配制好的试剂应在标本处理区的洁净工作台里进行分装。首先按照检测标本的多少将毛细管放入金属套管中。加试剂时，吸嘴轻靠在毛细管的管壁上，尽量不要产生气泡。

3. 加样过程宜戴一次性手套，避免干扰扩增和弄污毛细管等。

4. PCR 反应体系配制时，需要在冰上操作，保持试剂的活性。因为荧光染料的缘故，要避免中强光照射；在移液准确的前提下，尽量缩短操作时间，减少非特异扩增；充分振荡，使成分均匀。

5. 实验结束后，实验中用过的吸头等耗材应与其他废弃物一同灭菌后丢弃，防止污染；工作台面应做彻底的清洁和消毒；移液器应调回至最大量程。

【思考题】

1. 荧光定量 PCR 与普通 PCR 在扩增循环温度上有什么不同，为什么？
2. Ct 值有何意义？每次实验中如何确定？

（刘　湘）

第四章 分子克隆技术

分子克隆也称为DNA重组或基因工程，是指应用DNA重组技术，在体外对DNA分子进行重组，构建具有自主复制能力的重组DNA分子，再导入宿主细胞，最终获得大量DNA或DNA表达产物的过程或技术。分子克隆操作需要使用各种不同的工具酶，其中限制性内切核酸酶是其中最重要的工具酶之一，限制性内切核酸酶如同"剪刀"一样，能将不同来源的DNA片段进行切割。在DNA重组过程中，需要使用限制性内切核酸酶切割载体和目的DNA片段并连接形成重组DNA，导入宿主细胞。能够携带目的DNA的载体有质粒载体、噬菌体载体、病毒载体等，其中常用的以质粒为载体将重组DNA分子导入细菌的过程称为转化。

对不同的载体及相应的宿主系统，其重组子的筛选和鉴定的方法应根据遗传学性状进行，如抗性标记筛选、抗性标记插入失活筛选、α互补筛选和标志补救筛选等。重组子鉴定的方法包括直接电泳、酶切分析、PCR扩增、分子杂交和序列测定等。分子克隆技术不但可用于分子诊断，而且利用分子克隆技术已将胰岛素、干扰素、乙型肝炎病毒抗原和口蹄疫病毒抗原等的基因制成工程菌，利用发酵工业进行了大规模生产，也可利用分子克隆技术进行癌症和先天性遗传病等疾病的基因治疗。

本章重点介绍DNA分子的酶切与回收、DNA重组与转化、重组子的筛选与鉴定、外源基因的表达与检测的基本原理、操作方法和注意事项。

实验二十三　DNA的限制性酶切反应

【目的】

掌握限制性内切核酸酶切割DNA的原理与方法。

【原理】

限制性内切核酸酶（restriction endonuclease, RE），简称限制性酶，是一类能特异识别、结合并切割双链DNA分子内特定碱基序列的内切核酸酶，为原核生物所特有。分子克隆中常用的是Ⅱ型限制性酶，如 *Eco*R Ⅰ、*Hind* Ⅲ、*Bam*H Ⅰ等，目前已从细菌中提取出二千多种限制性酶，很多已商品化。若基因片段两端的酶切位点不同，则需进行双酶切反应。本次实验使用限制性内切核酸酶 *Eco*R Ⅰ 和 *Hind* Ⅲ 切割质粒DNA，反应结束后经琼脂糖凝胶电泳鉴定酶切结果。

【试剂】

1. 纯化的质粒DNA（0.2mg/ml）：质粒DNA溶于TE缓冲液（pH 8.0）。
2. 限制性酶 *Hind* Ⅲ：浓度为8~20U/μl，识别位点AAGCTT。
3. 限制性酶 *Eco*R Ⅰ：浓度为8~20U/μl，识别位点GAATTCT。
4. 10×限制性酶缓冲液：500mmol/L Tris-HCl（pH 8.0），100mmol/L MgCl$_2$，500mmol/L

NaCl,10mmol/L DTT,临用前在1×限制性酶缓冲液加牛血清白蛋白（BSA）至终浓度0.1mg/ml。

5. 其他：电泳相关试剂参照实验八。

6. 5×TBE 缓冲液。

7. λDNA/Hind Ⅲ相对分子质量标准参照物。

【器材】

台式离心机、恒温培养箱、水平式凝胶电泳槽、稳压稳流电泳仪、紫外透射仪、凝胶成像系统、微量移液器、0.5ml Eppendorf 管。

【操作步骤】

1. 配制酶切体系 冰浴中无菌 200μl 离心管中依次加入以下试剂：

质粒 DNA	5μl（1μg）
10×限制性酶缓冲液	2μl
限制性酶 Hind Ⅲ	1μl（1~2U）
限制性酶 EcoR Ⅰ	1μl（1~2U）
双蒸水	补至20μl

试剂混匀，离心机 1000×g 转速离心 5s。

2. 酶切 37℃恒温水浴或培养箱中放置 1.5~2h。

3. 终止 65℃水浴 20min 终止反应。

4. 鉴定 琼脂糖凝胶电泳鉴定酶切结果，观察胶上是否含有预计的产物带（参见实验八）。

【注意事项】

1. 各种限制性酶都有其最佳反应条件，需严格遵照产品说明书操作。

2. 用于酶切的质粒 DNA 纯度要高，溶液中不能含有痕量苯酚、三氯甲烷、乙醇等内切核酸酶抑制试剂，否则会导致切割不完全。

3. 为了避免限制性酶星活性，酶切反应时反应体系中加入的限制性酶的总体积不得超过反应总体系体积的10%。

【思考题】

1. 什么是限制性内切核酸酶？有何作用特点？

2. 如何进行限制性内切核酸酶的酶切反应？影响酶切反应的因素有哪些？

(严永敏)

实验二十四　DNA 片段的回收

【目的】

掌握从琼脂糖凝胶中回收 DNA 片段的原理与方法。

【原理】

相对分子质量不同的线性 DNA 片段在琼脂糖凝胶电泳中电泳迁移速率不同，相对分子质量越大，迁移越慢，根据相对分子质量的不同可进行分离。可以从琼脂糖凝胶中回收分离后的 DNA 片段，并进行浓缩纯化，用于后续实验操作。

在 NaI 存在的条件下，加热至 55℃后琼脂糖凝胶就会融化形成溶液。硅胶树脂在酸性高盐离子浓度下可以高效、专一地吸附 DNA，因此将含有 DNA 片段的溶液与硅胶树脂混匀后离心，即可将溶液中的 DNA 片段沉淀下来。由于硅胶树脂在碱性低盐离子浓度下与 DNA 的结合能力急剧降低，故在用清洗液洗去盐离子造成低盐环境后，使用弱碱溶液如 TE（pH 8.0）等就可以从硅胶离心柱洗脱得到高纯度的 DNA 片段。

【试剂】

1. 硅胶树脂：市售产品。
2. NaI 溶液：市售产品。
3. 清洗液：市售产品，使用前添加 2.3 倍体积的无水乙醇。
4. TE（pH 8.0）。

【器材】

高速离心机、恒温水浴锅、移液器、1ml 微量离心管、吸头、手术刀。

【操作步骤】

1. 酶切消化后的质粒 DNA 片段进行琼脂糖凝胶电泳，EB 染色后紫外灯下观察 DNA 片段，参照 λ DNA/Hind Ⅲ 相对分子质量标准参照物判断 DNA 相对分子质量，手术刀切下含目的 DNA 的凝胶块。

2. 将含有目的 DNA 片段的琼脂糖凝胶块放入 1000μl 微量离心管中，加入 3 倍体积的 NaI 溶液并混匀，55℃恒温水浴至凝胶完全融化。

3. 加入 20μl 硅胶树脂，充分混合后室温放置 20min（使硅胶树脂特异性吸附 DNA）。

4. 室温，10 000×g 离心 1min，弃上清液，收集吸附有 DNA 的硅胶树脂沉淀。

5. 加入添加无水乙醇的 800μl 清洗液，振荡搅匀后室温放置 10min，洗去硅胶树脂中的盐离子（为 DNA 分子与硅胶树脂的解离创造条件）。

6. 室温，10 000×g 离心 1min，弃上清液，收集吸附有 DNA 的硅胶树脂沉淀，重复步骤 1 次。

7. 加入 TE（pH 8.0）20μl，充分混匀，55℃恒温水浴 10min（使硅胶树脂与吸附的 DNA 发生解离）。

8. 室温，10 000×g 离心 1min，弃沉淀，吸取含有 DNA 的上清液。

【注意事项】

1. 硅胶树脂使用前，一定要把硅胶树脂液搅拌均匀。
2. 使用清洗液之后要风干至不含残留的乙醇气味。

【思考题】

1. 琼脂糖凝胶中 DNA 回收的原理是什么？
2. DNA 回收时应注意哪些问题？

（严永敏）

实验二十五　DNA 的重组连接

【目的】

掌握构建体外重组 DNA 分子的原理与方法。

【原理】

经典的 DNA 重组连接是指分别将载体和外源 DNA 用限制性内切核酸酶切开，分离纯化后，由 DNA 连接酶催化两个双链 DNA 片段相邻的 5′端磷酸与 3′端羟基之间形成磷酸酯键，从而形成新的 DNA 的过程。连接过程是在酶切反应获得同种酶互补序列（黏性末端）基础上进行的。目的 DNA 片段和载体相连接的方式有黏性末端连接、平整末端连接、同聚末端连接、人工接头分子连接等多种。实验中为了尽量减少片段自身的连接，可以用碱性磷酸酶处理去除载体 5′黏性末端的磷酸基团。

T-A 克隆是目前广泛使用的另一种 DNA 重组连接方式。某些耐热 TaqDNA 聚合酶具有在 PCR 扩增产物的 3′端加上一个非模板依赖的"A"的特性，通过特殊处理获得相应的 T 载体：即载体的 3′端具有"T"突出端，在 DNA 连接酶作用下，通过 T、A 配对进行连接，把 PCR 产物重组到 T 载体中，可用于 PCR 产物的克隆和测序。

【试剂】

1. pBR322 EcoRⅠ-CIP 处理片段，pBR322 EcoRⅠ片段（未经 CIP 处理）。
2. EcoRⅠ酶切回收的目的 DNA 片段。
3. T4 DNA 连接酶。
4. 10×T4 DNA 连接酶缓冲液：660mmol/L Tris-HCl（pH 7.5），50mmol/L $MgCl_2$，50 mmol/L DTT（二硫苏糖醇），50mmol/L ATP。
5. pMDTM18-T 载体。
6. PCR 扩增产物（3′-A）。
7. 70%乙醇。
8. 琼脂糖凝胶电泳试剂见实验八。

【器材】

电泳仪、台式高速离心机、恒温水浴锅、微量移液器、紫外透射仪、凝胶成像系统、Eppendorf 管。

【操作步骤】

（一）酶切片段的重组连接

1. 取 3 支 Eppendorf 管，①管做重组连接，②管做 pBR322 未经 CIP 处理的自连，③管做 pBR322 经 CIP 处理的自连。

2. 配制连接反应体系　冰浴条件下按表 4-1 依次加入反应所需物质，反应总体积为 20μl。

表 4-1　T4 DNA 连接酶的连接反应体系

	①管	②管	③管
pBR322 EcoRⅠ-CIP	5μl（总量 100ng）		3μl（60g）
pBR322 EcoRⅠ		3μl（60g）	
目的 DNA 片段	5μl（总量 400ng）		
T4 DNA 连接酶（400~2000U/μl）	1μl	1μl	1μl
10×T4 DNA 连接酶缓冲液	2μl	2μl	2μl
双蒸水	7μl	14μl	14μl

3. 漩涡振荡混匀连接反应管，离心机瞬时离心若干秒。

4. 将 3 支连接反应管放入 12℃恒温水浴锅中，连接过夜（要盖紧盖子，或用封口胶封好，以防止水渗入管内）。

5. 第二天上午各管取约 25ng 的 DNA 连接产物进行琼脂糖凝胶电泳，观察连接反应效果，电泳时要加入 pBR322 EcoRⅠ酶切片段作电泳对照。

（二）T-A 克隆连接

1. 在 200μl 微量离心管中配制下列 DNA 溶液，总体积为 5μl，体系如下：

　　　　pMDTM18-T 载体　　　　　1μl
　　　　插入 DNA（50ng/μl）　　　　1μl
　　　　双蒸水　　　　　　　　　　3μl

2. 加入 5μl（等量）的含有 DNA 连接酶的连接缓冲液，16℃反应 30min（2kb 以上长片段 PCR 产物进行 DNA 克隆时，连接反应时间请延长至数小时）。

【注意事项】

1. 琼脂糖凝胶电泳分离用于连接的目的 DNA 片段时，电泳缓冲液要 TAE，因为 TBE 中的硼酸溶液与琼脂糖的反式糖单体或多聚体形成复合物，这种复合物，使胶难溶解，对连接反应有抑制作用。

2. 为了提高连接效率，一般采取提高 DNA 浓度的方法，增加重组子比例。但这样会出现 DNA 自身连接问题，为此通常对质粒载体用碱性磷酸酶处理，除去其 5′端的磷酸基，防止自身环化，通过连接反应后形成的缺口可在转化细胞后得以修复。

3. 进行 T-A 克隆时，载体 DNA 和插入 DNA 的摩尔数比一般为 1∶（2～10），根据实验情况选择合适的摩尔数比。

4. 连接反应时间与温度密切相关，因为反应速度随温度的提高而加快。通常可采用 16℃连接 4h 为宜，如是平端连接，需要适当延长反应时间，以提高连接效率。

【思考题】

1. 简述 T4 DNA 连接酶作用机制。
2. 连接反应中应注意什么问题及如何提高连接效率？
3. 采用 T-A 克隆时，如何保证 PCR 扩增产物的高保真性？

（严永敏）

实验二十六　感受态细胞的制备与转化

【目的】

掌握 $CaCl_2$ 法制备感受态细胞的原理与方法及感受态细胞热激法转化 DNA 的原理与方法。

【原理】

感受态是指受体细胞（或者宿主细胞）最易接受外源 DNA 片段并实现其转化的一种生理状态。常用化学法（如 $CaCl_2$ 法）制备感受态细胞。细菌处于 0℃、低浓度 $CaCl_2$ 的低渗溶液中，细菌细胞膨胀成球形，转化混合物中的 DNA 形成抗 DNase（DNA 酶）的羟基-钙磷酸复合物黏附于细胞表面，经 42℃短时间热冲击处理，促使细胞吸收 DNA 复合物，在丰富培养基上生长数小时后，球状细胞复原并分裂增殖。被转化的细菌中，重组子中外源基因得到表达，在选择性培养基平板上，可选出所需的转化子。Ca^{2+} 处理的感受态细胞，可以满足一般的基因克隆试验。如在 Ca^{2+} 的基础上，联合其他的二价金属离子（如 Mn^{2+}、Co^{2+}）、DMSO 或还原剂等物质处理细菌，则可使转化率提高 100～1000 倍。

【试剂】

1. E. coli DH5α 菌株：R⁻，M⁻，Amp⁻。

2. 质粒 DNA：实验二十五获得的重组质粒或质粒载体等。

3. LB 固体和液体培养基。

4. Amp 母液。

5. LB-AMP 固体培养基。

6. 0.1mol/L $CaCl_2$ 溶液：称取 1.11g $CaCl_2$，溶于 50ml 双蒸水中，定容至 100ml，高压灭菌。

7. 含 15%甘油的 0.1mol/L $CaCl_2$：称取 1.11g $CaCl_2$，溶于 50ml 重蒸水中，加入 15ml 甘油，定容至 100ml，高压灭菌。

【器材】

恒温振荡培养箱，电热恒温培养箱，台式高速离心机，无菌工作台，低温冰箱，恒温水浴锅，制冰机，分光光度计，微量移液器。

【操作步骤】

(一) 感受态细胞的制备

1. 取-70℃冻存 E. coli DH5α 菌种，用划线法接种细菌于培养皿上，37℃培养过夜。

2. 从培养皿上挑取单个菌落，接种至含有 3ml LB 液体培养基的试管中，37℃振荡过夜。次日，取菌液 1ml 接种至含有 100ml LB 液体培养基的 500ml 烧瓶中，37℃剧烈振荡培养 2~3h（200~300g）。

3. 当菌落 A_{600} 值达到 0.3~0.4 时，在无菌条件下把菌液倒入 50ml 离心管中，4℃，3000×g 离心 10min。

4. 弃上清液，离心管倒置于滤纸上，吸干残留的培养液。加入 10ml 0.1mol/L 的 $CaCl_2$ 溶液到离心管中，振荡混匀，悬浮菌体，冰浴 30min。

5. 4℃ 3000×g 离心 10min，弃上清液，将管倒置于干滤纸上 1min，吸干残留的培养液。加入 4ml 冰预冷的 0.1mol/L $CaCl_2$ 溶液，重悬菌体。每管 0.2ml 分装，冰上保存备用，也可于 -70℃长期保存。

(二) 质粒转化

1. 取新鲜配制的感受态细胞，或从-70℃冰箱中取 200μl 感受态细胞悬液，室温下使其解冻，立即置冰上。

2. 加入质粒 DNA 溶液（含量≤50ng，体积≤10μl），轻轻摇匀，冰上放置 30min。同时设立两个对照：对照组①以同体积的无菌双蒸水代替 DNA 溶液，其他操作与上面相同；对照组②以同体积的无菌双蒸水代替 DNA 溶液，但涂板时只取 5μl 菌液涂布于不含抗生素的 LB 平板上（此组正常情况下应产生大量菌落）。

3. 42℃水浴中热击 90s，热击后迅速置于冰上冷却 3~5min。

4. 向管中加入 800μl LB 液体培养基（不含 Amp），混匀后 37℃振荡培养 1h，使细菌恢复正常生长状态，并表达质粒编码的抗生素抗性基因（Amp^r）。室温，3000×g 离心 1min。弃上清液 800μl，留 200μl 菌液。

5. 将上述 200μl 菌液摇匀后涂布于含 Amp 的筛选平板上，正面向上放置 0.5h，待菌液完全被培养基吸收后倒置培养皿，37℃培养 16~24h。

6. 观察统计每个培养皿中的菌落数，转化后在含抗生素的平板上长出的菌落即为转化子，根据此皿中的菌落数可计算出转化子总数、转化频率和转化效率，公式如下：

转化子总数=菌落数×稀释倍数×转化反应原液总体积/涂板菌液体积

转化频率（转化子数/mg 质粒 DNA）= 转化子总数/质粒 DNA 加入量（mg）
感受态细胞总数 = 对照组 2 菌落数×稀释倍数×菌液总体积/涂板菌液体积
感受态细胞转化效率 = 转化子总数/感受态细胞总数

【注意事项】

1. 最好从 -70℃或 -20℃甘油保存的菌种中直接转接用于制备感受态细胞的菌液。不要用已经过多次转接及贮存在 4℃的培养菌液。通过测定培养液的 A_{600}，使细菌处于对数期或对数生长前期。

2. 用于转化的质粒 DNA 应主要是超螺旋态，转化率与 DNA 的浓度在一定范围内成正比。DNA 溶液的体积不应超过感受态细胞体积的 5%，1ng 的 cccDNA 即可使 50μl 的感受态细胞达到饱和。对于以质粒为载体的重组分子而言，相对分子质量大的转化效率低，大于 30kb 的重组质粒将很难进行转化。

3. 整个操作过程均应在无菌条件下进行，所用器皿，如离心管、移液器吸头等最好是新的，并经高压灭菌处理。防止被其他试剂、DNA 酶或杂 DNA 污染。

4. 整个操作均需在冰上进行，否则将会降低细胞转化率。

【思考题】

1. 感受态细胞与生理状态下细胞有何不同？
2. 影响转化效率的因素有哪些？

（严永敏）

实验二十七　重组质粒的筛选与鉴定

【目的】

掌握抗生素平板筛选重组质粒转化成功的克隆菌的原理与方法，蓝-白斑筛选重组质粒转化成功的克隆菌的原理与方法，酶切法鉴定重组质粒的原理与方法。

【原理】

重组质粒转化宿主细胞后，需对转化菌落进行筛选鉴定。最常见的载体筛选标志是抗生素抗性基因，如抗氨苄西林（Amp^r）、抗四环素（Ter^r）基因等。当培养基中含有抗生素时，只有携带相应抗药性基因的重组质粒成功转化的细胞才能生存繁殖，从而将未能转化质粒 DNA 的细胞全部筛除。如果目的基因插入载体的抗药性基因中间使抗药性基因失活，则这个抗药性筛选标志消失。

现在使用的许多载体都具有一段大肠埃希菌 β-半乳糖苷酶的启动子及其 α 肽链的 DNA 序列，此结构称为 lac Z′基因。lac Z′基因编码的 α 肽链是 β-半乳糖苷酶的氨基端的短片段，这种载体适用于可编码 β-半乳糖苷酶 C 端部分序列的宿主细胞。lac Z′基因编码的 α 肽链与失去了正常氨基端的 β-半乳糖苷酶突变体互补，这种现象称为 α-互补。由 α-互补而形成的有功能活性的 β-半乳糖苷酶，该酶能分解生色 X-gal（5-溴-4-氯-3-吲哚-β-D-半乳糖苷）生成半乳糖和深蓝色的 5-溴-4-靛蓝而显色。当外源 DNA 插入后，lac Z′基因不能表达，菌株呈白色，以此来筛选重组细菌，称之为蓝-白斑筛选。

根据抗生素标志可以筛选去除大量的非目的重组细胞，但还只是粗筛，细菌变异而引起抗药性的改变，并不代表目的序列的插入，所以需要进一步鉴定。常用鉴定方法之一是抽提重组质粒后进行限制性内切核酸酶分析。当在质粒载体的多克隆位点插入外源 DNA 片段后，可以利用插入两端的限制性内切核酸酶进行双酶切，酶切后将得到 2 条片段，且大小分别与空质粒和插入片段一致。

【试剂】

1. LB 培养基。

2. Amp 母液。

3. LB-AMP 液体培养基。

4. LB 固体培养基。

5. LB-AMP 固体培养基。

6. 转化菌液：参见实验二十六。

7. IPTG：配制 24mg/ml 的 IPTG，用 0.22μm 滤膜过滤除菌。小份分装（1ml/份）后，-20℃保存。

8. X-Gal：配制 20mg/ml 的 X-Gal，小份分装（1ml/份）后，-20℃保存。

9. 限制性内切核酸酶酶切试剂参见实验二十三。

10. 质粒提取试剂参见实验三。

11. 琼脂糖凝胶电泳试剂参见实验八。

【器材】

台式离心机、低温离心机、涡旋器、恒温振荡培养箱、高压消毒锅、微量进样器、移液器、1.5ml Eppendorf 管、牙签、水浴锅。

【操作步骤】

（一）抗生素筛选

1. 将 100μl Amp 母液用无菌涂布器均匀涂布于含有 Amp 培养板上，制备含有 Amp 的 LB 琼脂培养板。

2. 将 100μl 转化菌液用无菌涂布器均匀涂布于含有 Amp 的 LB 培养板上，37℃培养 12~16h。

3. 在含有 Amp 培养板上能生长的菌落即为阳性重组质粒，无菌牙签挑取单个菌落，接种于 3ml 含 Amp 的 LB 液体培养基中，37℃培养 8~16h。

（二）蓝-白斑筛选

1. 在含有 Amp 的预制 90mm LB 琼脂板中央滴加 40μl X-gal 和 7μl IPTG。

2. 用一个无菌的涂布器拨散 X-gal 溶液，使之分散于培养板整个表面，于 37℃培养直至全部液体消失（新鲜平板需 3~4h）。

3. 接种需要鉴定的细菌：100μl 细菌液（约 50 000cells/ml）铺板。

4. 待接种液完全吸收后，颠倒培养板于 37℃培养 12~19h。

5. 取出培养板于 4℃放置数小时甚至过夜，使蓝色在这一期间充分显色。

6. 在含有 X-gal 培养板上生长的白色菌落即为阳性重组质粒，无菌牙签挑取单个白色菌落，接种于 3ml 含 Amp 的 LB 液体培养基中，37℃培养 8~16h。

（三）重组质粒的酶切鉴定

1. 收集培养后菌液，参考实验三，小量制备质粒，摇匀菌管中的剩余菌液，保留在 4℃冰箱中。

2. 将质粒样品与空质粒同时进行限制性内切核酸酶酶切反应（参考实验二十三），酶切产物进行琼脂糖凝胶电泳鉴定（参考实验八），根据相对分子质量判断有无插入外源 DNA 片段，且插入片段是否与预期大小相符。

3. 保存经鉴定判断为正确插入的质粒，根据需要进行放大培养，提取其质粒或进行诱导表达，或取500ml菌液与500ml 70%甘油混合后-80℃保存。

【注意事项】

1. 实验用的玻璃器皿、微量吸管及Eppendorf管等，应彻底洗净并进行高压消毒。

2. 温度和时间都很重要。

3. 酶切反应的影响因素很多，操作时要保证质粒DNA的纯净，样品中过高的盐分和痕量的苯酚等都会使酶切反应无法正常进行。

4. 酶切反应操作应在冰上进行，严格控制内切核酸酶的用量在总反应体积的1/10，否则，甘油浓度过高会抑制酶活性。不同的酶应使用不同的反应液，双酶切时应根据酶的使用说明选择合适的反应液。

5. IPTG是异丙基硫代半乳糖苷，为非生理性的诱导物，它可以诱导 *lacZ* 的表达。

【思考题】

1. 抗生素平板筛选重组质粒的原理是什么？
2. 含目的基因重组克隆的筛选方法有哪些？
3. 试解释利用蓝-白斑筛选系统鉴定重组质粒的原理。

（严永敏）

实验二十八　外源基因的诱导表达与检测

【目的】

掌握外源基因IPTG诱导表达的方法和原理，包涵体制备、洗涤的方法和原理，聚丙烯酰胺凝胶电泳分离混合蛋白质的方法和原理。

【原理】

乳糖（lac）操纵子是研究的最为详尽的大肠埃希菌基因操纵子，利用其调控机制为基础设计和构建的表达系统已得到了广泛的应用。pET系列表达载体是一种高效的大肠埃希菌表达系统。当目的基因克隆至pET载体的多克隆位点（T7 lac强启动子的下游）中后，宿主菌在非代谢性乳糖类似物IPTG的诱导作用下能产生大量的T7 RNA聚合酶，后者特异性地识别pET表达载体中的T7启动子序列，从而高效地表达目的重组蛋白。由于IPTG不会被宿主菌利用，因此向培养液中加入少量的IPTG就能对lacUV5和T7lac强启动子产生持久的诱导作用，稳定地诱导产生大量的目的蛋白。

蛋白质在大肠埃希菌中的高水平表达，常常导致形成相差显微镜下可见的细胞质颗粒和包涵体。这些由表达蛋白聚集成的包涵体很容易与可溶性蛋白和膜结合蛋白分离。高水平表达外源蛋白的细菌经离心浓缩后，可通过机械法、超声处理法或溶菌酶加去污剂的方法进行裂解。包涵体经离心沉淀后可用TritonX-100和EDTA或用尿素洗涤。

聚丙烯酰胺凝胶电泳（PAGE）是目前分离纯化蛋白质最常用的方法，具有分辨率高，上样量大，回收的样品较纯等特点。SDS是一种阴离子去污剂，在样品和凝胶中加入SDS和还原剂后，蛋白质分子被解聚成单个亚基。解聚后的氨基酸侧链与SDS充分结合形成带有负电荷的蛋白质-SDS胶束，所带的负电荷大大超过了蛋白质分子原有的电荷量，这就消除了不同分子之间原有的电荷差异，使蛋白质分子的电泳迁移率不再受蛋白质原有电荷和形状的影响，而主要取决于蛋白质或亚基相对分子质量的大小。SDS-PAGE电泳还有以下特征：浓缩效应、电荷效应、分子筛效应。采用考马斯亮蓝快速染色，可及时观察电泳分离效果。

【试剂】

1. IPTG（20%，0.8mol/L）用 8ml 蒸馏水溶解 2g IPTG 配制成 20%的溶液，定容至 10ml，0.22μm 滤器过滤除菌，分装后储于-20℃。

2. LB 液体培养基。

3. 卡那霉素（100mg/ml）：100mg 卡那霉素溶于 1ml 双蒸水中，0.22μm 滤器过滤除菌，-20℃保存。

4. LB 固体培养基。

5. 细胞裂解缓冲液 I：50mmol/L Tris-HCl（pH 8.0），1mmol/L EDTA（pH 8.0），100mmol/L NaCl。

6. 裂解缓冲液 II：50mmol/L Tris-HCl（pH 8.0），10mmol/L EDTA（pH 8.0），100mmol/L NaCl，5%Triton X-100。

7. 脱氧胆酸。

8. 12mol/L HCl。

9. 包涵体溶解缓冲液 I：50mmol/L Tris-HCl（pH 8.0），10mmol/L EDTA（pH 8.0），100mmol/L NaCl，8mol/L 尿素，1mol/L 苯甲基磺酰氟（缓冲液现配现用）。

10. 包涵体溶解缓冲液 II：50mmol/L KH_2PO_4（pH 10.7），1mmol/L EDTA（pH 8.0），100mmol/L NaCl。

11. KOH（10mol/L）。

12. 苯甲基磺酰氟（phenylmethanesulfonyl fluoride，PMSF）（100mmol/L）。

13. 酶和缓冲液：1mg/ml DNA 酶 I，10mg/ml 溶菌酶［用 Tris-HCl（pH 8.0）现配现用］。

14. 工程菌菌株：表达蛋白的大肠埃希菌细胞。

15. 30%丙烯酰胺贮存液：29g 丙烯酰胺和 1g N,N'-亚甲基双丙烯酰胺溶于 100ml 热水中，验证其 pH 不大于 7.0（置棕色瓶中，4℃保存）。

16. 分离胶缓冲溶液：36.3g Tris，加入 48.0ml 1mol/L HCl 溶液，再加超纯水到 100ml，pH 8.8。

17. 10%SDS 溶液。

18. 10%过硫酸铵（AP）：0.5g AP 溶于 4ml 水中，定容至 5ml，新鲜配制使用。

19. TEMED 溶液：4℃保存。

20. 浓缩胶缓冲液：5.98g Tris，加 48.0ml 1mol/L HCl 溶液，加超纯水到 100ml，pH 6.8。

21. 2×样品溶解液：2%SDS、5%巯基乙醇、10%甘油、0.02%溴酚蓝、0.01mol/L Tris-HCl（pH 8.0）。

22. 5×Tris-甘氨酸电泳缓冲液：15.1g Tris，94g 甘氨酸和 50ml 10%（W/V）SDS 贮存液，定容至 1000ml。

23. 固定液 III：冰乙酸：甲醇：水=1：2：7。

24. 考马斯亮蓝 R 染色液：每 100ml 甲醇、水、冰乙酸混合物（9：9：2）中，溶解 0.25g 考马斯亮蓝 R，过滤除去未溶物。

25. 脱色液：甲醇：水：冰乙酸=9：9：2。

【器材】

恒温振荡培养箱、培养用锥形瓶、低温离心机、干热灭菌箱、超净工作台、玻璃棒、垂直电泳槽、电泳仪、台式高速离心机、涡旋器、恒温水浴锅、微量进样器。

【操作步骤】

（一）IPTG 诱导外源基因的表达

1. 挑取单个含外源基因的重组菌落，接种于 5ml 含 30μg/ml 卡那霉素的 LB 试管中，预培养过夜（注意取菌株要在超净工作台上操作，一定注意无菌）。

2. 次日 1500×g 离心 10min 后，收集菌体，接种于 100ml 含 30μg/ml 卡那霉素的 LB 锥形瓶中，于 37℃ 培养至 A_{600} 值达 0.4~0.6（约 3h）。

3. 加入 IPTG 至终浓度 1mmol/L，进行外源基因的诱导表达，于 37°C 恒温振荡培养箱，250×g/min，继续培养 4~5h（继续培养时间也需视蛋白质表达情况而定）。

4. 离心收集菌体，用 50mmol/L Tris-HCl（含 2mmol/L EDTA）洗 1 次，4℃ 4000×g 离心 10min，收获菌体，弃上清液。

5. 菌体放 -20℃ 存放备用，最后进行 SDS-PAGE 和 Western 印迹法分析。

（二）包涵体的制备、洗涤与纯化

1. 包涵体的制备

（1）1L 表达细胞培养物于预先称重的离心管中，4℃ 5000×g 离心 5min。

（2）吸去上清液，称菌体沉淀的重量，每克（湿重）菌体加入 3ml 细胞裂解缓冲液 I，轻轻旋动或用磨光玻璃棒搅动，使菌体悬起。

（3）每克（湿重）菌体加入 4μl 100mmol/L PMSF，80μl 10mg/ml 溶菌酶，搅动 20min。

（4）每克（湿重）菌体加入 4mg 脱氧胆酸，继续搅动。

（5）悬液 37℃ 放置，不时用磨光玻璃棒搅动，待其变黏时每克（湿重）菌体加入 1mg/ml DNA 酶 I。

（6）裂解液室温放置，直至不再黏稠（约 30min）。

2. 包涵体的洗涤与纯化

（1）将细胞裂解液用低温离心机 4℃ 11 000×g 离心 5min。

（2）倒出上清液，将 1g 大肠埃希菌重悬于 1ml 水中，各取出 100μl 分装于 4 个离心管中并将剩余的悬液保存起来（应在冰上操作）。

（3）用低温离心机 4℃ 12 000×g 离心 15min。

（4）弃去上清液，并将每份沉淀重悬于 100μl 含不同浓度尿素（如 0.5mol/L、1mol/L、2mol/L 和 5mol/L）的 0.1mol/L Tris-HCl（pH 8.5）中（应在冰上操作）。

（5）用低温离心机 4℃ 12 000×g 离心 15min。

（6）倒出上清液置于一旁，以备下一步使用。将每份沉淀重悬于 100μl 水中（应在冰上操作）。

（7）从各份上清液和各份沉淀重悬液中分别吸出 10μl 样品，逐一与 2×SDS 凝胶加样缓冲液混合，通过 SDS-聚丙烯酰胺凝胶电泳进行分析，以确定最适宜的蛋白质洗涤条件。

（三）SDS-PAGE 检测外源基因的表达

1. 准备步骤

（1）将凝胶板依次用水、SDS、水、无水乙醇、水洗涤干净，然后使其自然风干或烘干。

（2）点样梳临用前用无水乙醇擦拭，让其挥发至干。

2. 制备凝胶

（1）安装玻璃板、板条，并将玻璃板固定在电泳槽中，以 5% 琼脂封底。

（2）按照表 4-2 配制 10% 的分离胶，立即灌胶（TEMED 应在灌胶前才加入）。

表4-2 10%分离胶的配制

试　剂	体　积
水	4.01ml
30%丙烯酰胺溶液	3.33ml
分离胶缓冲液	2.5ml
10%SDS	0.1ml
10%AP	0.05ml
TEMED	0.01ml

（3）迅速在两玻璃板间隙中灌注分离胶，直至剩余的板宽比梳子长度多1cm。小心在胶上覆盖一薄层正丁醇。

（4）在分离胶聚合的过程（约40min）中，按照表4-3配制4%的浓缩胶。

表4-3 4%浓缩胶的配制

试　剂	体　积
水	6.01ml
30%丙烯酰胺溶液	1.33ml
浓缩胶缓冲液	2.5ml
10%SDS	0.1ml
10%AP	0.05ml
TEMED	0.0ml

（5）分离胶聚合完全后，倒去正丁醇，用蒸馏水冲洗胶面数次，用滤纸吸干胶面上的残余水。

（6）灌注浓缩胶，立即插入干净的梳子，避免产生气泡。

（7）浓缩胶聚合完全后，小心拔出梳子，用移液器吸取电极缓冲液清洗加样孔数次，以除去未聚合的丙烯酰胺。

（8）在上、下电泳槽中加入足够的电泳缓冲液。

3. 样品的制备　用1ml 10mmol/L Tris-HCl（pH 8.0）悬浮细菌，5 000×g离心1min，收集细菌。加入30μl 10mg/ml的溶菌酶，充分悬浮，4℃放置2h以上。加入等体积的2×样品溶解液，使蛋白质的终浓度为3~4mg/ml，混合液在沸水浴中加热3min，冷却后即可上样。

4. 上样　用微量进样器上样，每加入一种样品，应在下槽中洗涤加样器数次，最后在空白加样孔中加入等体积的SDS样品溶解液（加样量一般为10~30μl，具体应根据目的蛋白表达情况调整加样量）。

5. 电泳　装好冷凝水系统，打开电源，初始电压为100~120V，当染料进入分离胶（约20min）后，将电压提高到200~220V，继续电泳直至染料离凝胶底部1cm处。

6. 后处理

（1）固定　从电泳装置上卸下玻璃板，用镊子小心撬开玻璃板，将胶移入固定液Ⅲ（固定液Ⅲ的量至少为胶体积的5倍）中固定，直至染料由蓝绿色变为黄色。

（2）染色　除去固定液Ⅲ，加入染色液（用量同固定步骤中的固定液Ⅲ），室温染色8h或60℃染色2h。

（3）脱色　回收染色液，将凝胶浸泡于脱色液中，直至背景脱至无色，其间更换脱色液3~4次。

【注意事项】

1. 不同的表达质粒因启动子不同，诱导表达方法并不完全相同，可根据具体情况而定。
2. 表达和检测时，应设置对照组，如转化载体和非诱导细胞。
3. 丙烯酰胺单体和交联剂 N，N'-亚甲基双丙烯酰胺有神经毒性，在称量和配制时要带一次性手套，称量时最好也戴上口罩。凝固后一般不再有毒性，但考虑到存在没有完全交联的分子，实验结束后不宜直接用手拿取，要先用清水漂洗 5~10min。
4. 室温较低时胶液不易凝固，TEMED 的量可增加。
5. 实验组与对照组所加总蛋白质含量要相等。

【思考题】

1. 影响表达的因素都有哪些？
2. 如何估计表达产物的相对分子质量？
3. 如何确定凝胶上的某条蛋白质带就是所要表达的外源基因产物？

（金　晶）

第五章 蛋白质组学研究技术

蛋白质组学是从整体水平对细胞或组织内蛋白质组进行研究的科学。现阶段蛋白质组学研究的内容包括：对组织或细胞中蛋白质的识别和定量化，确定其在细胞的定位、修饰、相互反应、活性和功能，在蛋白质水平上对组织或细胞的功能状态进行全面、综合地阐释。蛋白质组学研究技术通常包括整体的、高分辨率的蛋白质分离技术和高通量的鉴定技术，最后根据得到的数据信息利用先进的计算机和网络技术建立蛋白质组数据库。

双向凝胶电泳（two dimentional gel electrophoresis，2-DE）技术利用蛋白质的电荷数和相对分子质量大小的差异，通过两次凝胶电泳达到分离蛋白质的目的，是目前分辨率最高的蛋白质分离技术，是蛋白质组学研究的首选分离手段。细胞或组织样本经 2-DE 分离后，可以获得一张含有成百上千个蛋白质斑点的凝胶电泳图谱，再辅以计算机图像分析技术，可实现生物样品中蛋白质组分的整体分离、分析、数据管理等研究过程。

对蛋白质组进行鉴定分析的技术包括传统的蛋白质鉴定方法（如免疫印迹法、内肽的化学测序、已知或未知蛋白质的 Comigration 软件分析）和现行的蛋白质图像分析、微量测序、氨基酸组分分析和与质谱相关的技术（肽质量指纹图谱分析、肽序列标签鉴定技术）。

本章重点介绍双向凝胶电泳技术和免疫印迹技术的基本原理、方法和操作注意事项等。

实验二十九 双向凝胶电泳技术分析胃癌蛋白质组

【目的】

1. 掌握双向凝胶电泳（2-DE）技术的原理与方法。
2. 了解胃癌蛋白质组表达的差异。

【原理】

双向凝胶电泳是蛋白质组研究的三大关键核心技术之一（另两种是质谱技术和蛋白质组信息学），主要是利用蛋白质分子性质上的差异来分离蛋白质，具有很高的分辨率。2-DE 的第一向电泳是等电聚焦电泳（IEF），基于蛋白质等电点的差异而进行的分离；第二向则是十二烷基硫酸钠-聚丙烯酰胺凝胶电泳（SDS-PAGE），利用蛋白质相对分子质量的不同进行分离。经过 18cm 长的 IPG 胶条等电聚焦与 20cm 长的 SDS-PAGE 分离细胞或组织裂解物，再用考马斯亮蓝或银染进行检测，可得到 2000 个左右蛋白质斑点。经 PDQuest 等软件对结果进行比对、解析，最后结合质谱鉴定技术与其他生物技术，分析胃癌蛋白质组表达的差异。

【试剂】

1. 细胞裂解液Ⅱ：2mol/L 硫脲，7mol/L 尿素，4% 3-[3-（胆酰胺丙基）二甲氨基]丙磺酸（CHAPS），60mmol/L DTT，40mmol/L Tris，0.2% 两性电解质载体（carrier ampholytes）。

2. 水化液：2mol/L 硫脲，7mol/L 尿素，4% CHAPS，40mmol/L Tris，0.2% 两性电解质载体。

3. 平衡液储液：6mol/L 尿素，30% 甘油，2% SDS，50mmol/L Tris-HCl 缓冲液（pH 8.8）及溴酚蓝。

4. 平衡液 A：平衡液储液中加入 1% DTT。

5. 平衡液 B：平衡液储液中加入 2.5% 碘乙酰胺。

6. 聚丙烯酰胺凝胶电泳试剂：见实验二十八。

7. 0.5% 琼脂糖：0.05g 琼脂糖，25μl 溴酚蓝，电极缓冲液定容至 10ml。

8. 固定液Ⅳ：40% 乙醇，10% 乙酸。

9. 敏化液：150ml 无水乙醇，1.5688g $Na_2S_2O_3 \cdot 5H_2O$，34g 无水乙酸钠，先用水溶解 $Na_2S_2O_3 \cdot 5H_2O$ 和乙酸钠，再加乙醇，最后定容至 500ml。

10. 低熔点琼脂糖。

11. $AgNO_3$。

12. 显影液：12.5g 无水 Na_2CO_3，用超纯水定容至 500ml，0.1ml 37% 甲醛，临用时加。

13. 终止液：7.3g $EDTA-2Na \cdot 2H_2O$，用超纯水定容至 500ml。

【器材】

双向凝胶电泳仪、固相 pH 梯度干预制胶条（Immobi-line pH Gradient，IPG）、低温高速离心机、Eppendorf 管、量进样器及吸头、移液器。

【操作步骤】

（一）胃癌组织和正常胃组织的蛋白质提取

在液氮条件下将组织研磨成粉末，加入细胞裂解液Ⅱ并进行超声波处理，室温静置 20min，4℃ 13 000×g 离心 15min，取上清液分装 -70℃ 冻存；同时用 Bradford 法进行定量测定。

（二）第一向等电聚焦电泳

1. 样品的处理 约 300μg 蛋白质样品加入水化液，至终体积为 340μl。

2. 上样 沿着聚焦盘或水化盘中槽的边缘自左而右线性加入样品。在槽两端各 1cm 左右不要加样，中间的样品液一定要连贯（不要产生气泡，否则影响到胶条中蛋白质的分布）。

3. IPG 的水化 轻轻地将 IPG 胶条胶面朝下置于聚焦盘或水化盘中样品溶液上，使得胶条的正极对应于聚焦盘的正极。确保胶条与电极紧密接触（注意不使胶条下面的溶液产生气泡。也可在每根胶条上覆盖 2~3ml 矿物油，防止胶条水化过程中液体的蒸发）。

4. 等电聚焦 IPG 聚焦系统电泳程序的设定（电泳温度为 20℃）

S1（30V，12h，360Vhs，step）

S2（500V，1h，500Vhs，step）

S3（1000V，1h，1000Vhs，step）

S4（8000V，0.5h，2250Vhs，Grad）

S5（8000V，5h，40000Vhs，step）

共计 44 110Vhs，19.5h［其中 S1 用于泡胀水化胶条，S2 和 S3 用于去小离子，S4 和 S5 用于聚焦］。

5. 胶条的平衡 等电聚焦结束后，迅速取出 IPG 胶条于 10ml 平衡液 A 中平衡 15min，再置于 10ml 平衡液 B 中平衡 15min（平衡液 A 中 DTT 在等电聚焦时会损耗，为了使蛋白质去折叠需要补充；平衡液 B 中的碘乙酰胺则可以中和多余的 DTT）。

（三）第二向 SDS-PAGE

1. 制胶 按照实验二十八配制 4% 浓缩胶-10% 分离胶的胶板两块，凝固待用（制胶时，正丁醇比聚丙烯酰胺密度小，可代替水用于凝胶制作过程中的压胶）。

2. 转移 将平衡后的 IPG 胶条移至 SDS-PAGE 胶，用 10g/L 低熔点琼脂糖封顶。

3. 电泳 200V 恒压（或是浓缩胶 12mA，分离胶 20mA）电泳至溴酚蓝条带迁移至距底边 1~2cm 处。

4. 银染 剥胶之后于固定液Ⅳ中固定 30min，敏化 30min，洗涤 5min 3 次，$AgNO_3$ 染色 20min，洗涤 1min 2 次，显影，终止 10min，洗涤 5min 3 次（EDTA 是金属螯合剂，可以结合银离子而终止银染过程）。

（四）凝胶图像分析

银染显色的凝胶通过 GS 800 扫描仪获取图像，用 PDQuest 等软件对图像进行背景消减、斑点检测、匹配和获取斑点位置坐标等。

【注意事项】

1. 组织样品必须保存在液氮中。
2. 整个双向电泳实验中应全部使用超纯水，尽量减少离子的影响。
3. SDS-PAGE 凝胶聚合后，必须放置 30~60min，使其充分"老化"后才能用于电泳。

【思考题】

1. 2-DE 主要适用于哪些蛋白质分离？
2. 如何增加样品蛋白质的溶解度？

（金 晶）

实验三十 免疫印迹法检测细胞中 Bcl-2 蛋白水平

【目的】

掌握免疫印迹法的原理与方法，细胞中 Bcl-2 蛋白水平测定的方法。

【原理】

免疫印迹法是将蛋白质转移并固定在膜支撑物上，然后以特定的亲和反应、免疫反应或结合反应及显色系统显示分析目的蛋白。原理与 Southern 和 Northern 印迹杂交法类似，但免疫印迹法的被检测物是蛋白质，蛋白质样品通过聚丙烯酰胺凝胶电泳分离后，转移到固相载体（例如硝酸纤维素薄膜）上，并以非共价键形式吸附在固相载体上，以固相载体上的蛋白质或多肽作为抗原，与对应的抗体发生免疫反应，再加入酶或放射性核素标记的第二抗体，经过底物显色或放射自显影以检测电泳分离的特异性目的蛋白。总体而言，免疫印迹法是以目的蛋白作为抗原，以抗体为"探针"，以标记的二抗"显色"检测蛋白质。

免疫印迹法检测蛋白质的操作大致分为下几个步骤：蛋白质样品的制备、样品的电泳分离、转膜、膜的封闭、抗体孵育及显影。

【试剂】

1. 细胞裂解液Ⅲ：50mmol/L Tris-HCl（pH 7.5），150mmol/L NaCl，1% NP-40，1mmol/L PMSF，10U/ml 抑肽酶（aprotinin）（蛋白酶抑制剂临用时加入）。
2. 聚丙烯酰胺凝胶电泳试剂：见实验二十八。
3. 转移缓冲液：39mmol/L 甘氨酸，48mmol/L Tris，0.037% SDS，20% 甲醇。
4. 膜染色液：0.2g 考马斯亮蓝，80ml 甲醇，2ml 乙酸，118ml 双蒸水。
5. TBST 溶液：100mmol/L Tris（pH 7.5），0.9% NaCl，0.1% Tween 20。

6. 封闭液（含5%脱脂奶粉TBST，现配）：1.0g脱脂奶粉溶于20ml的TBST中。

7. 鼠抗人Bcl-2单抗。

8. 辣根过氧化物酶标记的羊抗鼠二抗。

9. 化学发光试剂盒。

10. 硝酸纤维膜。

11. X线感光片。

【器材】

低温高速离心机、微量取样器、垂直蛋白电泳槽、湿式电转槽、恒压电泳仪。

【操作步骤】

1. **蛋白质的提取** 离心收集细胞，弃上清液，加入预冷的PBS洗两遍，以 $1×10^7$cells/ml 加入细胞裂解液Ⅲ，置冰上20min，4℃ 13 000×g 离心10min，取上清液（低温及蛋白酶抑制剂的使用是为了防止目的蛋白变性与降解）。

2. **蛋白质的定量** 分别取裂解好的蛋白质样品各2μl，加入98μl的去离子水稀释50倍，另取100μl去离子水设为空白对照，用紫外分光光度计测定蛋白质浓度。

3. **聚丙烯酰胺凝胶的制备及电泳** 按实验二十八方法制备10%分离胶和4%浓缩胶；每泳道加蛋白质样品50~100μg，60V电压电泳，当溴酚蓝迁移至两胶的交界处时转为80V，直到溴酚蓝迁移至凝胶底部时终止电泳。

4. **转印及封闭** 按凝胶大小剪裁硝酸纤维膜，于甲醇中浸泡20s后，用去离子水冲洗1次，浸于转移液中备用。按海绵、滤纸、硝酸纤维膜、凝胶、滤纸、海绵的顺序制备转印"三明治"夹层，放置到转移槽中，凝胶置于负极侧，硝酸纤维膜置于正极侧（注意不能有气泡且装置电极槽不能放反）。恒流100mA，于冰浴中转移1.5h。

5. **封闭** 用5%脱脂奶-TBST溶液，4℃封闭过夜或37℃、30min（膜封闭是为了封闭掉非特异性的结合位点，降低膜背景）。

6. **标记第一抗体** 封闭后的硝酸纤维膜与Anti-Bcl-2抗体（1:1000稀释）孵育，室温下恒温振荡培养箱摇动2h（使用恒温振荡培养箱能够促进抗体与膜上抗原特异性结合）。

7. **标记第二抗体** 一抗孵育后的硝酸纤维膜，用TBST溶液洗涤3次，每次10min。加入辣根过氧化物酶标记的二抗（1:1000稀释），室温下恒温振荡培养箱摇动孵育2h（TBST洗膜3次是为了充分洗掉未与抗原结合的一抗体）。

8. **加显色剂及X线胶片感光** 二抗孵育后的硝酸纤维膜，用TBST溶液洗涤3次，每次10min。硝酸纤维膜平放于感光盒内，避光条件下将配好的发光剂（发光剂A、B用去离子水稀释20倍）均匀加在膜上，暗室中曝光，观察结果（TBST洗膜3次是为了充分洗掉未与抗原结合的二抗体）。

【注意事项】

1. 制备凝胶要求均一，没有气泡，浓缩胶与分离胶界面要水平；电泳、转膜时特别要注意正、负极的正确连接，转膜时"三明治"的叠放次序要正确，并防止产生气泡。

2. 抗体的选择是影响免疫印迹成败的一个主要因素。选择一抗时需考虑目的蛋白抗原决定簇的变化。选择二抗时要根据一抗选择相应种属的抗体，且要注意二抗所对应的显色方法，特别是在发光时要注意发光时间和显影时间的控制。

3. 蛋白质样品上样量：免疫印迹技术检测中等大小蛋白质的检出下限为1~5ng，对于稀有蛋白质的检测可在进行凝胶电泳之前进行部分纯化，通过免疫沉淀等方法制备样品和扩大免疫印迹检测范围。

4. 内参一般是指由管家基因编码表达的蛋白质，在检测目的产物的同时可以检测内参的表达，借助检测每个样品内参的量就可以用于校正上样误差，这样半定量的结果才更为可信。常用的蛋白质内参有 GAPDH、细胞骨架蛋白 β-肌动蛋白和 β-微管蛋白。

【思考题】

1. 酶联免疫吸附测定法和蛋白质印迹法，在操作方法及应用上有何异同点？
2. 免疫印迹实验检测蛋白质的原理是什么？
3. 在免疫印迹实验检测蛋白质的实验中应该注意哪些问题？

（金　晶）

第六章 生物信息学技术

生物信息学技术是21世纪生物学的核心技术之一,随着生命科学和计算机科学的迅猛发展,生命科学和计算机科学相结合改变了传统的核酸研究方式,引入现代信息学的方法,以计算机硬件、软件和计算机网络为主要工具,对核酸测序原始数据进行存储、管理、注释、加工、解读,使之成为具有明确生物意义的生物信息。通过对生物信息的查询、搜索、比较、分析,破译基因组信息,从中获取基因编码、基因调控、核酸和蛋白质结构功能,阐明生物信息之间的关系,为疾病的诊断和治疗提供依据,为药物设计提供依据。

生物信息学是把基因组DNA序列信息分析作为源头,找到基因组序列中代表蛋白质和RNA基因的编码区;同时,阐明基因组中大量存在的非编码区的信息实质,破译隐藏在DNA序列中的遗传语言规律;在此基础上,归纳、整理与基因组遗传信息释放及其调控相关的转录谱和蛋白质谱的数据,从而认识代谢、发育、分化与进化的规律。

本章重点介绍常见医学生物信息学数据库及引物、探针设计软件的使用,常规DNA、RNA测序数据分析流程。

实验三十一 生物信息学数据库及软件基本介绍和使用

【目的】

掌握常见医学生物信息学数据库及引物、探针设计软件的使用。

【原理】

(一) 生物信息学数据库

数据库是一切生物信息学工作的出发点,数据库是生物信息学的主要内容之一。生物信息学数据库具有以下特点:①数据库种类的多样性;②数据库的更新和增长快;③数据库的复杂性增加、层次加深;④数据库使用的高度计算机化和网络化。

生物信息数据库种类繁多,归纳起来,大体可以分为四大类:基因组数据库、核酸和蛋白质一级结构序列数据库、生物大分子(主要是蛋白质)三维空间结构数据库,以及以这三类数据库和文献资料为基础构建的二次数据库。表6-1列出了常用的生物信息数据库。

表6-1 常用生物信息学数据库

名称	内容	名称	内容
EMBL	核酸序列	HUMREP	人类基因组中重复序列
PIR	蛋白质序列	CPGISLE	CpG岛序列
PDB	蛋白质三维空间结构	TRANSFAC	转录因子
VECTOR	克隆载体	UNIGENE	人类基因组中基因序列
RDP	核糖体序列	MITSNP	单核苷酸多态性

续表

名　称	内　容	名　称	内　容
KABATN	免疫球蛋白核酸序列	GENDIAG	遗传疾病和遗传缺失
OMIM	人类遗传缺陷基因	TMGT	免疫球蛋白
MEDLINE	医学文献目录	GENET ICCODE	遗传疾病和遗传缺失
CLTG	遗传密码使用频度	AAINDEX	氨基酸性质索引表
BIOCAT	生物信息学程序目录	DBCAT	生物信息学目录

　　基因组数据库是分子生物信息数据库的重要组成部分。小鼠、河豚鱼、拟南芥、水稻、线虫、果蝇、酵母、大肠埃希菌等各种模式生物基因组数据库或基因组信息资源都可以在网上找到。随着资源基因组计划的普遍实施，几十种动物、植物基因组数据库也纷纷上网。

　　人类基因组数据库（genome database，GDB）于 1990 年初建于美国约翰霍普金斯大学（Johns Hopkins University），专门汇集存储人类基因组数据的数据库，其中包括了全球范围内致力于人类 DNA 结构和 100 000 种人类基因序列研究的分析成果。目前，该库包括以下多种内容：人类基因组，包括基因、克隆、断裂点、细胞遗传标记物、易断位点、重复片段等；人类基因组示意图，包括细胞遗传图、关联图、辐射杂交图、综合图等；人类基因组内的变异，包括基因突变和基因多态性；还有等位基因发生频次等数据资料。可通过名字 PGDBID、关键词、DNA 序列 ID 进行查询。

　　GDB 用表格方式给出基因组结构数据，包括基因单位、PCR 位点、细胞遗传标记、EST、连续子（contig）、重复片段等；并可显示基因组图谱，包括细胞遗传图、连锁图、放射杂交图、连续子图、转录图等，并给出等位基因等基因多态性数据库。此外，GDB 还包括了与核酸序列数据库 GenBank 和 EMBL、遗传疾病数据库 OMIM、文献摘要数据库 MEDLINE 等其他网络信息资源的超文本链接。

　　序列数据库是生物信息数据库中最基本的数据库，包括核酸和蛋白质两类，以核苷酸碱基顺序或氨基酸残基顺序为基本内容，并附有注释信息。EMBL、GenBank 和 DDBJ 是国际上三大主要核酸序列数据库。这三个数据库分别收集所在区域的有关实验室和测序机构所发布的核酸序列信息，并共享收集到的数据，EMBL 和 GenBank 对子库的分类方法略有不同，如表 6-2 所示，使用时应该注意。

表 6-2　EMBL 和 GeneBank 核酸序列数据库中各子库名称

EMBL	GenBank	名　称
HLM	PRI	人类、灵长类
MAM	HAM	其他哺乳动物
ROD	ROD	啮齿类动物
VRT	VRT	其他脊椎动物
INV	INV	无脊椎动物
PLN*	PLN	植物、真菌、藻类
FUN	FLN	真菌、藻类
PRO	BCT	细菌、原核生物
VRL	VRL	病毒
PHG	PHG	噬菌体
ORG**		细胞器
SYN	SYN	合成产物

69

续表

EMBL	GenBank	名　称
UNC	UNA	未分类
EST	EST	表达序列标记
PAT	PAT	专利序列
STS	STS	序列标记位点
GSS	GSS	基因组测序序列
HTG	HTG	高通量基因组序列

除上述一级核酸序列数据外，还有一些特殊类型的核酸序列数据库，例如长链的非编码 RNA 数据库（long non-coding RNA database）、表达序列标签数据库（dbEST）等。

dbEST 是 GenBank 的一个子数据库，包含来源于不同物种的表达序列数据和表达序列标签序列的其他信息。人类表达序列标签（EST）是由随机选择的 600 多个人互补 DNA（complementary DNA，cDNA）自动生成的部分 DNA 序列。

(二) 生物信息学软件

1. 引物设计软件　PCR 引物设计大都通过计算机软件进行，可以直接提交模板序列到特定网页，得到设计好的引物，也可以在本地计算机上运行引物设计专业软件。

引物设计的 3 条基本原则：首先引物与模板的序列要紧密互补；其次引物与引物之间避免形成稳定的二聚体或发夹结构；再次引物不能在模板的非目的位点引发 ZML 聚合反应（即错配）。

引物设计的注意事项：具体实现这些基本原则需要考虑诸多因素，如引物长度、产物长度、序列 Tm 值，引物与模板形成双链的内部稳定性，形成引物二聚体及发夹结构的能值，在错配位点的引发效率，引物及产物的 GC 含量等。必要时还需对引物进行修饰，如增加限制性内切核酸酶位点，引进突变等。引物设计应注意如下要点：①引物序列的 GC 含量一般为 40%~60%，过高或过低都不利于引发反应，上、下游引物的 GC 含量不能相差太大。②引物所对应模板位置序列的 Tm 值在 72℃ 左右使复性条件最佳。Tm 值的计算有多种方法，如按公式 Tm=4（G+C）+2（A+T），在 Oligo 软件中，使用的是最邻近法。③引物二聚体及发夹结构的能值过高易导致产生引物二聚体带，并且可降低引物有效浓度而使 PCR 反应不能正常进行。④对引物的修饰一般是在 5′ 端增加酶切位点，应根据下一步实验中要插入 PCR 产物的载体相应序列而确定。

常用引物设计软件有：Primer Premier 5 和在线使用的 Primer-BLAST。

2. 核酸探针设计软件　核酸探针（又称基因探针，gene-probe）技术，是 20 世纪末在生物学领域中发展起来的一项新技术，可用于病毒、细菌等微生物的快速诊断，研究病毒基因在组织细胞中的存在，研究基因是以游离的形式还是以整合的方式与宿主细胞 DNA 结合，研究基因在细胞或组织中的定位等。

核酸探针技术原理是碱基配对。互补的两条核酸单链通过退火形成双链，这一过程称为核酸杂交。核酸探针是指带有标记物的已知序列的核酸片段，它能和与其互补的核酸序列杂交，形成双链，所以可用于待测核酸样品中特定基因序列的检测。每一种病原体都具有独特的核酸片段，通过分离和标记这些片段就可制备出探针，用于疾病的诊断等研究。

(1) 核酸探针的种类　按来源及性质划分，可将核酸探针分为基因组 DNA 探针、cDNA 探针、RNA 探针和人工合成的寡核苷酸探针等几类。作为诊断试剂，较常使用的是基因组 DNA 探针和 cDNA 探针。

人工合成的寡聚核苷酸片段作为核酸杂交探针，可根据需要随心所欲合成相应的序列，可合成仅有几十个 bp 的探针序列，对于检测点突变和小段碱基的缺失或插入尤为适用。

（2）探针设计的基本原则

①保守　探针要绝对的保守，有时分型就单独依靠探针来决定。理论上有一个碱基不配对，就可能检测不出来。若找不到完全保守的片段，也只能选取有一个碱基不同的片段，且这个不同的碱基最好在探针的中间，对探针与目的片段的杂交影响不大，不相同的碱基最好不要在两端，因为两端不利于探针的杂交，且最好为 A 或 T，而不能为 G 或 A，因为 A、T 为双键，而 G、A 为三键。

②探针长度　Taqman 探针的长度最好在 25~32bp，且 Tm 值在 68~72℃，最好为 70℃，确保探针的 Tm 值要比引物的 Tm 值高出 10℃，保证探针在退火时先于引物与目的片段结合。因此探针最好是富含 GC 的保守片段，保证其 Tm 值较高。现在有 Taqman MGB 探针，在 TAMER 之后再标记一个 MGB，可使探针的 Tm 值较高，即使探针片段较短，也可达到 Taqman 探针的 Tm 值要求（68~70℃）。

【操作步骤】

1. 引物设计软件 Primer Premier 5 的使用　Primer Premier 5 的主要功能：引物设计，限制性内切核酸酶位点，DNA 基序（motif）查找，同源性分析。使用方法如下：

（1）首先下载安装 Primer Premier 5 软件。

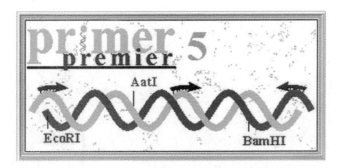

（2）点击 File 下拉菜单，选择 New，然后选择 DNA Sequence。

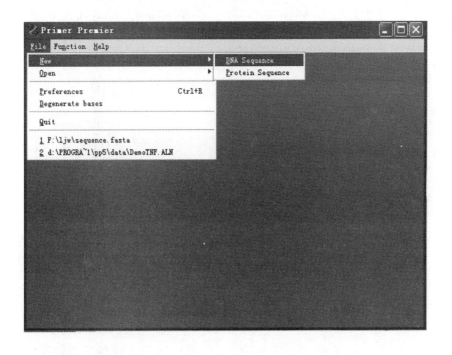

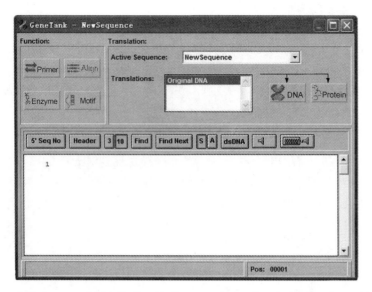

（3）从 Word 文件中 Copy 目标序列，然后 Control+V 到 Primer Premier 5 的文本框中，选择 As is，点击 OK。

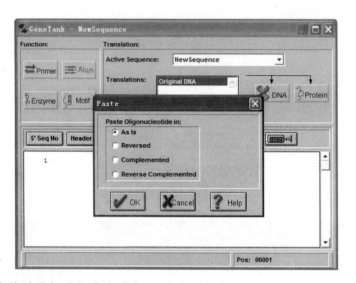

（4）设计引物前需进行酶切位点分析，所以要点击 Enzyme 按钮，选择 Add 添加目标酶，然后点击 OK 进行分析检测。

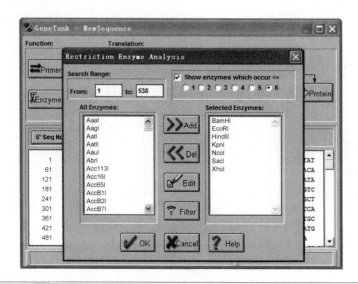

(5) 完成上面之后,点击 Primer Premier 选项设计引物。

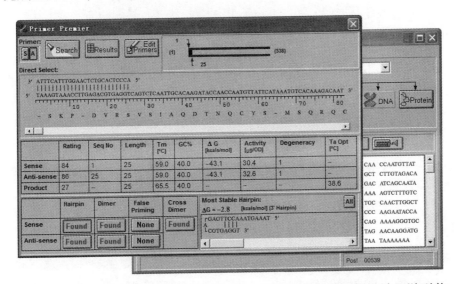

(6) 点击 S/A,分别代表设计上游/下游引物,下面以点击 S 为例设计上游引物。

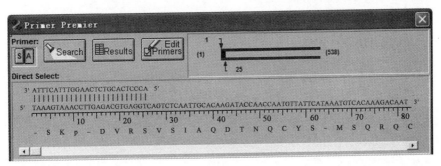

(7) 设计好后根据需要进行编辑,点击 Edit Primer,出现以下界面,再进行编辑修改,就可以获得所需要的引物。

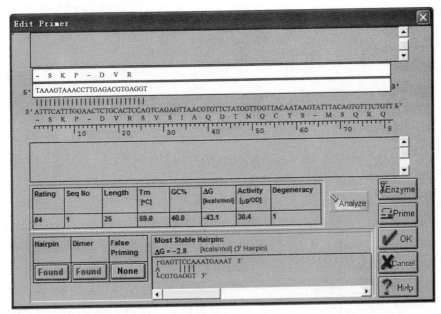

2. 在线的 Primer-BLAST 引物设计的使用 Primer-Blast 在线设计用于聚合酶链反应(PCR)的特异性寡核苷酸引物。

这个工具有 NCBI 的 BLAST 进行引物特异性的验证功能，并且 Primer-BLAST 能设计出只扩增某一特定剪接变异体基因的引物。Primer-BLAST 有许多改进的功能，可以在选择引物方面 NCBI BLAST 更加准确。

（1）Primer-BLAST 工具网址 http：//www.ncbi.nlm.nih.gov/tools/primer-blast/

（2）Primer-BLAST 的输入 Primer-BLAST 界面包括了 Primer3 和 BLAST 的功能。提交的界面主要包括三个部分：模板区（target template）、引物区（the primers）和特异性验证区（specificity check）。跟其他的 BLAST 一样，点击底部的"Advanced parameters"有更多的参数设置。

①模板（template）   在"PCR Template"下面的文本框，输入目标模板的序列，采用 FASTA 格式或直接用 accession number。如果这里输入的序列是用于引物设计，那么 Primer-BLAST 就会根据输入的序列设计特异性引物，并且在目标数据库（在 specificity check 区选择）中是唯一的。

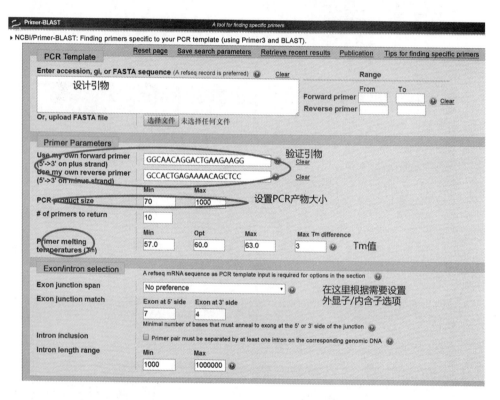

②引物（primers） 如果已经设计好引物，只是要验证引物的好坏，可以在"Primer Parameters"区填入一条或一对引物，并且选择好验证的目标数据库（在 specificity check 区选择）。根据需要可设置产物的大小、Tm 值等。

③特异性（specificity）   在 specificity check 区，选择设计引物或验证引物时的目标数据库和物种。这一步很重要。下面提供了 4 种数据库：RefSeq mRNA、Genome（selected reference assemblies）、Genome（all chromosomes）和 Nr（the standard non-redundant database）。前两个数据库是经过专家注释的数据，可以给出更准确的结果。特别是当用 NCBI 的参考序列作为模板和参考序列数据库作为标准来设计引物时，Primer-BLAST 可以设计出只扩增某一特定剪接变异体基因的特异引物。selected reference assemblies 包括以下的物种：human、chimpanzee、mouse、rat、cow、dog、chicken、zebrafish、fruit fly、honeybee、Arabidopsis 和 rice。Nr 数据库覆盖 NCBI 所有的物种。

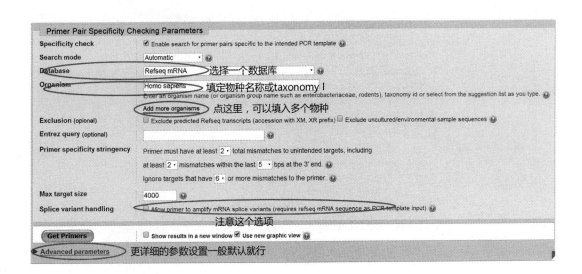

（3）Primer-BLAST 的使用方法　以人尿嘧啶 DNA 糖基化酶（uracil-DNA glycosylase genes，UNG，GeneID：7374）的一个转录本序列为例。

①UNG1 的序列通过其转录本编号 NM_003362 查到。

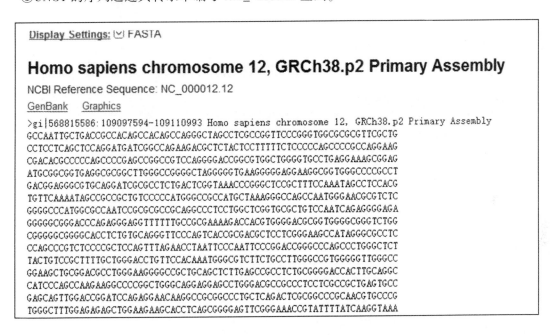

②将 UNG1 序列放入 Primer-BLAST 的"PCR Template"区。

③选择 RefSeq mRNA database，物种是 Human，其他默认：

④设置完毕后，点击 Get Primers。

⑤得到结果如下。

【思考题】

选择一种物种练习使用引物设计软件。

(赵 屹)

实验三十二　DNA 测序数据分析流程

【目的】

掌握常规基因组 DNA 数据分析流程。

【原理】

此处 DNA 数据分析流程，以全外显子分析为例（图 6-1）进行介绍。其基本原理是通过杂交和 DNA 微阵列技术分离基因的原理来捕获目标区域，然后将富集的目标片段洗脱扩增，最后进行高通量测序，并对测序产生的大量数据进行数据统计。数据统计包括一些基本的分析，如图像的去噪、锐化、定位和偏移校正、依据光强度获得碱基和生物信息分析（如检验靶区域的测序深度和覆盖度、比对序列、检测和注释 SNPs 和短小的插入或缺失（short insertion/deletions，indels），这对于测序数据的深入发掘具有重要的意义。

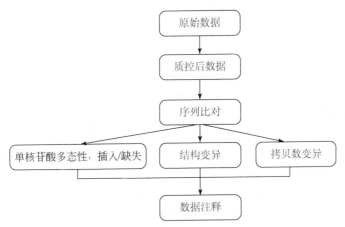

图 6-1 全外显子数据分析流程

【操作步骤】

（一）原始序列数据

高通量测序（如 Illumina HiSeqTM XTen/2500/2000/MiSeq 等测序平台）得到的原始图像数据文件经碱基识别（base calling）分析转化为原始测序序列（sequenced reads），称之为 Raw Data 或 Raw Reads，结果以 FASTQ（简称 fq）文件格式存储，其中包含测序序列（reads）的序列信息及其对应的测序质量信息。

FASTQ 格式文件中每个 read 由四行描述，如下：

第一行：@EAS139：136：FC706VJ：2：2104：15343：197393 1：Y：18：ATCACG

第二行：GCTCTTTGCCCTTCTCGTCGAAAATTGTCTCCTCATTCGAAACTTCTCTGT

第三行：+

第四行：@@CFFFDEHHHHFIJJJ@FHGIIIEHIIJBHHHIJJEGIIJJIGHIGHCCF

其中第一行以"@"开头，随后为 Illumina 测序标识符（sequence identifiers）和描述文字（选择性部分）；第二行是碱基序列；第三行以"+"开头，随后为 Illumina 测序标识符（选择性部分）；第四行是对应序列的测序质量。

第四行中每个字符对应的 ASCⅡ值减去 33，即为对应第二行碱基的测序质量值。如果测序错误率用 e 表示，Illumina HiSeqTM XTen/2500/2000/MiSeq 的碱基测序质量值用 Q_{phred} 表示，则有下列关系公式：

$$Q_{phred} = -10\lg(e) \tag{6-1}$$

测序质量值和测序错误率对应关系如下（表 6-3）。

表 6-3　Ilumina Casava 1.8 版本测序错误率与测序质量值的对应关系

测序错误率	测序质量值	对应字符
5%	13	.
1%	20	5
0.1%	30	?
0.01%	40	

（二）测序数据质量评估

1. 测序数据过滤 测序得到的原始测序序列，里面含有带接头的、低质量的 reads，会为后续分析增加复杂度。为了保证信息分析质量，需要对 raw reads 进行精细过滤，得到 clean reads，后续分析都基于 clean reads 进行。数据处理的步骤如下：

（1）去除带接头（adapter）的 reads 对；

（2）当单端测序 read 中 N（N 表示无法确定碱基信息）的比例大于 10% 时，需要去除此对 reads；

（3）当单端测序 read 中含有的低质量（低于 5）碱基数超过该条 read 长度比例的 50% 时，需要去除此对 reads。

2. 测序错误率分布检查 每个碱基的测序质量值（phred score，Q_{phred}）是由测序错误率通过式（6-1）转化得到的，而测序错误率是在碱基识别（base calling）过程中通过一种判别发生错误概率的模型计算得到的。测序质量值和测序错误率对应关系如下（表 6-4）。

表 6-4 llumina Casava 1.8 版本碱基识别与测序质量值的对应关系

测序质量值	不正确的碱基识别	碱基正确识别率	Q-sorce
10	1/10	90%	Q10
20	1/100	99%	Q20
30	1/1000	99.9%	Q30
40	1/10000	99.99%	Q40

测序错误率与碱基的测序质量有关，受测序仪本身、测序试剂、样品等多个因素共同影响。对于 Illumina 高通量测序平台，测序错误率分布具有两个特点：

（1）测序错误率会随着测序的进行而升高，这是由于测序过程中荧光标记的不完全切割等因素会引起荧光信号衰减，因而导致错误率的升高；

（2）每个 read 前几个碱基的位置也会有较高的测序错误率，这是由于边合成边测序过程初始，测序仪荧光感光元件对焦速度较慢，获取的荧光图像质量较低，导致碱基识别错误率较高。

测序错误率分布检查用于检测在测序长度范围内，有无异常的碱基位置存在高错误率，例如如果中间位置的碱基测序错误率显著高于其他位置，则可能存在异常碱基。一般情况下，每个碱基位置的测序错误率都应该低于 1%。

3. GC 含量分布检查 GC 含量分布检查用于检测有无 AT、GC 分离现象，这种现象的可能原因包括样品有污染、测序有偏好性或者建库污染等。

理论上 G 和 C 碱基及 A 和 T 碱基含量每个测序循环上应分别相等，且整个测序过程稳定不变，呈水平线。实际测序中，由于随机引物扩增偏差等原因，常常会导致在测序得到的每个 read 前 6~7 个碱基有较大的波动，这种波动属于正常情况。

（三）测序深度、覆盖度统计

有效测序数据通过 BWA 比对到参考基因组，得到最初的比对结果，结果为 BAM 格式。然后，用 SAMtools 对比对结果进行排序；再用 Picard 标记重复 reads。

最后，利用重复标记后的比对结果进行覆盖度、深度等的统计。通常，人类样本的测序 reads 能达到 95% 以上的比对率；当一个位点的碱基覆盖深度（read depth）达到 10X 以上时，该位点处检测出的 SNP 比较可信。

BWA 软件基本使用介绍：

第一步：建立 Index

根据 reference genome data（e.g. reference.fa）建立 Index File bwa index -a bwtsw human_ hg18_ ref.fa（human 参考基因组 18）

第二步：寻找 SA coordinates

如果是 pair-end 数据（leftRead.fastq 和 rightRead.fastq）两个文件分别处理：

1 bwa aln reference.fa leftRead.fastq > leftRead.sai

2 bwa aln reference.fa rightRead.fastq > rightRead.sai

3 bwa aln reference.fa singleRead.fastq > singleRead.sai

第三步：转换 SA coordinates 输出为 sam

如果是 pair-end 数据：

1 bwa sampe -f pair-end.sam reference.fa leftRead.sai rightRead.sai leftRead.fastq rightread.fastq

如果是 single reads 数据：

1 bwa samse -f single.sam reference.fa single.sai single.fastq

（四）SNP 检测

通常，一个人的全基因组内会有约 3.6M 个 SNP，绝大多数（大于 95%）的高频（群体中等位基因频率大于 5%）的 SNP 在 dbSNP 中有记录，高频的 SNP 一般都不是致病的主要突变位点。转换/颠换的比值（Ts：Tv）可以反映 SNP 数据集的准确性，全基因组内的比值约在 2.2，编码区内的比值约在 3.2。

在比对结果的基础上，利用 SAMtools 识别 SNP 位点，并采用国际惯用的过滤标准对 SNP 位点进行过滤。

Samtools 软件基本使用介绍：

第一步：先将比对后的 sam 文件转成 bam 格式

samtools view-bS aln.sam>aln.bam

第二步：sort 对 bam 文件进行排序

samtools sort aln.bam aln.sorted 得到 aln.sorted.bam

第三步：建立 index 索引

samtools index aln.sorted.bam

第四步：找 SNP

samtools pileup -vcf ref.fa aln.bam | tee raw.txt | samtools.pl varFilter -D100 > flt.txt（以上命令是寻找最大深度为 100 的 SNP，raw.txt 是原始 SNP 的文件）

（五）SNV 注释

利用 ANNOVAR 软件对 SNP 进行注释，其中包括 dbSNP 数据库、千人基因组计划和其他已有的数据库的注释信息，注释内容涵盖变异的位置信息、类型、保守型预测等。

（六）Indel 检测

通常，一个人全基因组内会有约 350k 的 InDel（insertion and deletion，小于 50bp 的插入缺失）。编码区或剪接位点处发生的插入缺失都可能会改变蛋白质的翻译。移码变异，其插入或缺失的碱基串的长度为 3 的非整数倍，因此可能导致整个读框的改变；移码变异与非移码变异相比较，前者对基因功能的影响更大，同时受到更大的筛选压力。InDel 长度分布正好表明了这点。

在比对结果的基础上，利用 SAMtools 识别 Indel，并采用国际惯用的过滤标准对 Indel 结果进行过滤。

（七）Indel 注释

利用 ANNOVAR 软件对 InDel 位点进行注释，其中包括 dbSNP 数据库、千人基因组计划和其他已有的数据库的注释信息，注释内容涵盖变异的位置信息、类型、保守型预测等。

（八）SV 检测

结构变异（structural variation，SV）是在基因组上一些大的结构性的变异，比如大片段丢失（deletion）、大片段插入（insertion）、大片段重复（duplication）、拷贝数变异（copy number variants）、倒位（inversion）、易位（translocation）。一般来说，结构变异涉及的序列长度在 1kb～3Mb 之间。结构变异普遍存在于人类基因组中，是个人差异和一些疾病易感性的来源。在癌症中，癌细胞基因组和正常组织的基因组相比也存在着结构变异，一些差异已经被证实和癌症的发生有关。结构变异还可能导致融合基因的发生，一些癌症已经证实和结构变异导致的基因融合事件有关。利用 Breakdancer 对 SV 信息进行检测。

（九）CNV 检测

基因拷贝数变异（copy number variation，CNV）是基因组上大片段序列拷贝数的增加或者减少，可分为缺失（deletion）和重复（duplication）两种类型，是一种重要的分子机制。CNV 能够导致孟德尔遗传病与罕见疾病，同时与包括癌症在内的复杂疾病相关，因此对于染色体水平的缺失、扩增的研究已经成为疾病研究热点。通常采用 control-FREEC 软件来检测 CNV。

【思考题】

全基因组外显子测序已在孟德尔遗传病或罕见疾病的研究中取得了重大突破，证实了全基因组外显子测序对鉴定孟德尔遗传病或罕见疾病的致病基因是行之有效的；可以运用在复杂疾病的研究中，目前在肿瘤方面的研究较多；但由于该技术存在一些尚待完善的问题，导致全基因组外显子测序在常见疾病的研究进展缓慢，请查阅资料，列举 2～3 个全外显子测序分析所存在的问题。

（赵　屹）

实验三十三　RNA 测序数据分析流程

【目的】

掌握常规 RNA 测序数据分析流程。

【原理】

高通量转录组测序（RNA-seq）是在转录组水平上进行深度测序的一项技术。转录组测序（RNA-seq）是利用大规模测序技术直接对 cDNA 序列进行测序，产生数以千万计的 reads 数量，从而使得一段特殊的基因组区域的转录水平可以直接通过比对到该基因组区域的 reads 数来衡量（图 6-2）。数据产出后，对样品测序获得的 Reads 进行统计，通过统计各样品 Reads 长度、数量、碱基数以及 GC 含量等指标，评估数据量是否满足信息分析要求。之后对原始数据进行质量评估，过滤低质量数据，应用 BLAST、Re-peatMasker、Seqclean 或 Crossmatch 等软件遮蔽数据组中不属于表达的基因的赝象序列，去除镶嵌克隆，最后获得高质量数据再进行后续分析。

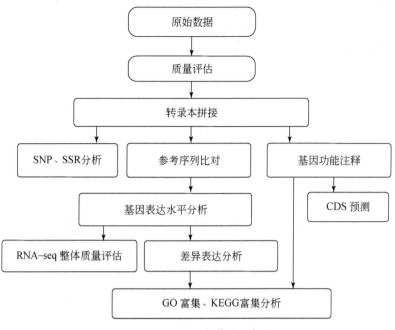

图 6-2　RNA-seq 生物信息分析流程

【操作步骤】

1. 原始序列数据　高通量测序（如 Illumina HiSeqTM2000/MiseqTM）得到的原始图像数据文件经 CASAVA 碱基识别（base calling）分析转化为原始测序序列（sequenced reads），称为 Raw Data 或 Raw Reads，结果以 FASTQ（简称为 fq）文件格式存储，其中包含测序序列（reads）的序列信息以及其对应的测序质量信息。

FASTQ 格式文件中每个 read 由四行描述，如下：

第一行：@EAS139：136：FC706VJ：2：2104：15343：197393 1：Y：18：ATCACG

第二行：GCTCTTTGCCCTTCTCGTCGAAAATTGTCTCCTCATTCGAAACTTCTCTGT

第三行：+

第四行：@@CFFFDEHHHHFIJJJ@ FHGIIIEHIIJBHHHIJJEGIIJJIGHIGHCCF

其中第一行以"@"开头，随后为 Illumina 测序标识别符（sequence identifiers）和描述文字（选择性部分）；第二行是碱基序列；第三行以"+"开头，随后为 Illumina 测序标识别符（选择性部分）；第四行是对应碱基的测序质量，该行中每个字符对应的 ASCⅡ值减去 33，即为对应第二行碱基的测序质量值。

2. 测序质量评估　主要是测序错误率分布检查。如果测序错误率用 e 表示，Illumina HiSeqTM2000/MiSeqTM 的碱基测序质量值用 Q_{phred} 表示，则有下列关系公式：

$$Q_{phred} = -10 \lg(e)$$

Illunima Casava 1.8 版本碱基识别与测序质量值之间的简明对应关系见表 6-4。

3. AT、GC 含量分布检查　GC 含量分布检查用于检测有无 AT、GC 分离现象。对于 RNA-seq 来说，因随机性打断及 GC 和 AT 含量分别相等的原则，理论上 GC 及 AT 含量每个测序循环上应分别近似相等（若为链特异性建库，可能会出现 AT 分离和/或 GC 分离），且整个测序过程基本稳定不变，呈水平线。但在现有的高通量测序技术中，逆转录成 cDNA 时所用的 6 bp 的随机引物会引起前几个位置的核苷酸组成存在一定的偏好性，这种波动属于正常情况。

4. 测序数据过滤　测序得到的原始测序序列（sequenced reads）或者 raw reads，里面含有带接头的、低质量的 reads。为保证信息分析质量，必须对 raw reads 过滤，得到 clean reads，后续分析都基于 clean reads。数据处理的步骤如下：

（1）去除带接头（adapter）的 reads；

（2）去除 N（N 表示无法确定碱基信息）的比例大于 10% 的 reads；

（3）去除低质量 reads（质量值 sQ <=5 的碱基数占整个 read 的 50% 以上的 reads）。

5. 转录本拼接　采用针对转录组拼接的 Trinity（版本：v2012-10-05，参数设置：min_kmer_cov 为 2，其他参数为默认参数）软件进行拼接。拼接的基本过程见图 6-3。

拼接得到的转录本序列信息以 FASTA 格式储存，如下所示：

>comp0_c0_seq1　len=305　path=［306：0-224　68：225-264　531：265-304］
CAGGACACAACATATATCCGAGTTGGTGTGGCTATCGAGCAGGGCTCGGACACACTGAGG
ATGCATGCTCTATGCTGGAGCCTCATGGATCGGGACCGCCCAGCCTCATTACAAGGGTTT
TACTCTGTCGGAAATGTGGCTTTGATTTAGAGAAGGCAACAACTCCAGGCCAGGACTGTA
GGAGAGAGCACATCTACAACCACTGCAGTCCCGGACTGTAGGAGAGACCACACCTACAAC
CACTGCAGGCCAGGGCTGTAGGAGGACCACACCTACAACCACTGCAGGCCA
GGGCTGTA　GGAGG　>comp1_c0_seq1　len=623　path=［1565：0-622］
AAAAAAAAGGGAAACGTGAAATCAACGACTATTATAACCTTAAATCAAACTTATCACCAG
GTGAATTAAGCCCATCTCTGTGGGCCAGAGCATGTGTATAATTACTTAAATACCAATGTA
GTGGGTTTTTAACAAACATGACAACCTGTAGGAAATGAATGGTAGATTATGAAATTACTC
CTCATTCAACATACATTTCTCAACAGAAGCTACATTTGATTATGTGTTTGCTAGTTACAT
ATTATGACGCTTTGTATTTTGACATTAAAGGGGTTTAATAACTTACAGCAAGACAGATGT
TACATACCCAATTATAGACCGGTTACAATTACAGCTGTTGGGTAGGATTTGTGTTCCTTT
CAAGACAGTTGACAACCTTCACAGTTGGTAGTATTGAGAGTACACACTTGCACATACATGC
TCTTCCCATCTAAGCACATAAATAAACCAACAAAAAAAAACTGGTTGGCAAGGTGTGTG
TGTATACACATGAAAGCAGATTATATCTTAACCTTAGATCAAACTTGAATTACTTGATCC
AAGAAGAGGAACTACAGTCCAGCAGTAAAGGGACATACATTTGTTTACATTTACTTTGGG
ACCTGCTCCATGTTTATACAATT

其中大于号 > 后紧跟转录本的 id 号，len= 后面为转录本的长度，即该转录本的碱基数，path 为 de Bruijn Graph subComponent 中经历的路径。其后为该转录的碱基序列。每个转录本的 id 号构成都为 comp_c_seq，其中 comp 为拼接过程形成的 de Bruijn Graph Component，c 为 subcomponet，可以看作为广泛意义上的基因，seq 代表转录本。

6. SNP 分析　SNP 分析方法如下：首先将样本测序的 reads 序列与 unigene 用 SOAP 进行比对，然后把双端和单端的比对结果合并到一起，过滤掉 duplicated reads 和 multi-mapped reads，将比对结果按转录本和坐标位置进行排序，之后用 SOAPsnp 对排序好的文件进行 snp calling，设置参数 "seed Length" 为 30，"min Length" 为 50，"min Insert" 为 100，"max Insert" 为 1000 "misMatc" 为 3，"ASCⅡ" 为 "！"。得到的 SNP 结果，按质量值（>=20）、测序深度（>=2）和 SNP 间距（>=5）等条件进行过滤并去杂合，得到最终的高质量 SNP。

7. 基因表达水平统计　RSEM 对 bowtie 的比对结果进行统计，进一步得到每个样品比对到每个基因上的 read count 数目。在 RNA-seq 技术中，RPKM（Reads Per Kilo bases per Million mapped Reads）是每百万 reads 中来自某一基因每千碱基长度的 reads 数目，RPKM 同时考虑了测序深度和基因长度对 reads 计数的影响，是目前最为常用的基因表达水平估算方法。

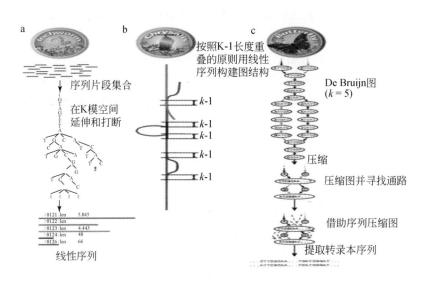

图6-3 转录本拼接过程

8. RNA-seq 整体质量评估

（1）表达水平的饱和曲线检查　定量饱和曲线检查反映了基因表达水平定量对数据量的要求。表达量越高的基因，就越容易被准确定量；反之，表达量低的基因，需要较大的测序数据量才能被准确定量。当曲线达到饱和，说明测序数据量已满足定量要求。

表达水平的饱和曲线的具体算法描述如下：分别对 10%、20%、30%……90% 的总体 mapped reads 单独进行基因定量分析，把 100% mapped reads 的数据条件下得到的基因的表达水平作为最终的数值。用每个百分比条件下求出的单个基因的 RPKM 数值和最终对应基因的表达水平数值进行比较，如果差异小于 15%，则认为这个基因在这个条件下定量是准确的。

（2）均一化分布　根据转录组建库实验的特点，距离转录本的 5′端和 3′端越近，平均测序深度越低，但总体的均一化程度比较高。

（3）样品间相关性检查　样品间基因表达水平相关性是检验实验可靠性和样本选择是否合理的重要指标。相关系数越接近 1，表明样品之间表达模式的相似度越高。若样品中有生物学重复，通常生物重复的相关系数要求较高。

9. 差异表达分析　基因差异表达的输入数据为基因表达水平分析中得到的 read count 数据。

对于无生物学重复的样品，先采用 TMM 对 read count 数据进行标准化处理，之后用 DEGseq 进行差异分析，筛选阈值为 q value<0.005 且 |Fold Change|>2。

当样品无生物学重复时，差异基因数目会偏多，为了控制假阳性率，需 p value 结合 fold change 来筛选，差异基因筛选条件为：q value<0.005 & |log2（fold change）|>1。

差异基因聚类分析用于判断不同实验条件下差异基因表达量的聚类模式。每个比较组合都会得到一个差异基因集，将所有比较组合的差异基因集的并集在每个实验组/样品中的 RPKM 值，用于层次聚类分析。

10. GO 富集分析　　Gene Ontology（简称 GO，http：//www.geneontology.org/）是基因功能国际标准分类体系。根据实验目的筛选差异基因后，研究差异基因在 Gene Ontology 中的分布状况，将阐明实验中样本差异在基因功能上的体现。GO 富集分析方法为 GOseq，此方法基于 Wallenius non-central hyper-geometric distribution。相对于普通的 Hyper-geometric distribution，此分布的特点是从某个类别中抽取个体的概率与从某个类别之外抽取一个个体的概率是不同的，这种概率的不同是通过对基因长度的偏好性进行估计得到的，从而能更为准确地计算出 GOterm 被差异基因富集的概率。

11. 差异基因 KEGG 富集分析　在生物体内，不同基因相互协调行使其生物学功能，通过 Pathway 显著性富集能确定差异表达基因参与的最主要生化代谢途径和信号转导途径。KEGG（kyoto encyclopedia of genes and genomes）是有关 Pathway 的主要公共数据库。Pathway 显著性富集分析以 KEGG Pathway 为单位，应用超几何检验，找出与整个基因组背景相比，在差异表达基因中显著性富集的 Pathway。该分析的计算公式：

$$p = 1 - \sum_{i=0}^{m-1} \frac{\binom{M}{i}\binom{N-M}{n-i}}{\binom{N}{n}}$$

【思考题】

高通量转录组测序技术目前仍处于起步发展阶段，但以明显的优势为分子生物学和转录组学的研究提供了一个崭新的平台和巨大的发展机遇。而下一个挑战在于测序数据的爆炸式增长，如何对这些海量数据进行分析，从中提取有意义的生物学信息，将成为现在及今后的研究热点。请查阅资料，思考转录组测序技术未来可以在哪些方面有很大应用。

（赵　屹）

第七章 综合性实验

实验三十四 地中海贫血基因检测

患者男性,43 岁,贫血貌,脸色苍白,长期头晕。血常规检测结果:WBC $4.89×10^9$/L,RBC $3.38×10^{12}$/L,Hb 86g/L,HCT 0.28,MCV 75.1fL,MCH 23.3pg,PLT $289×10^9$/L。Hb 分型检测的结果:HbA2 2.1%(参考范围 2.5%~3.5%),HbF 0.8%(参考范围 0%~2.3%),HbA0 91.2%(参考范围大于 80%)。为明确其贫血的原因,请采用分子生物学技术对该患者进行地中海贫血基因检测。

【思路建议】

综合实验三、十四、七、十六进行实验。

(黄 彬)

实验三十五 胃癌差异蛋白质分析

胃癌是临床高发的危险病,存在某些特异蛋白质表达的变化,请利用常用的分子生物学实验技术,设计出完整的分子生物学实验方案和操作流程,进行胃癌差异蛋白质分析。

【思路建议】

综合实验二十九、二十、十二、三十进行实验。

(陈 茶)

实验三十六 结核分枝杆菌的检测

某位患者临床表现为×××,实验室检查为×××,疑为结核分枝杆菌感染,请同学们根据分子生物学检验学所学的知识设计实验:如何通过 Real-time PCR 进行快速特异性检测?

【思路建议】

综合实验一、三十一、二十二、八进行实验。

(金 晶)

实验三十七　原核基因的克隆表达与鉴定

　　如何获得一个感兴趣的基因是分子生物学实验技术的核心环节，请根据前面所学习的基本技术，设计出完整的原核基因的克隆表达与鉴定的实验方案和操作流程，掌握分子生物学实验的设计思路。

【思路建议】

综合实验一、七、十五、八、三、四、二十三、二十四、二十五、二十六、二十七、二十八进行实验。

（李有强）

第八章 自主设计性实验

实验三十八 人乳头瘤病毒衣壳抗原的表达

人乳头瘤病毒（human papillomavirus，HPV）是一种诱发外生殖器良性病变和女性子宫颈癌的主要病原体。不同的 HPV 亚型在致病力或致癌性方面存在很大的差别，可将 HPV 分为低危型、高危型两大类。低危型 HPV 常引起外生殖器尖锐湿疣等良性病变和宫颈上皮内低度病变。高危型 HPV 除可引起外生殖器尖锐湿疣外，更严重的是引起外生殖器癌、宫颈癌及高度子宫颈上皮内瘤，是目前临床研究的热点。如何利用基因工程技术通过酵母表达系统高效表达人乳头瘤病毒衣壳抗原，请设计实验方案。

（黄 彬）

实验三十九 16S rRNA 基因鉴定空肠弯曲菌

弯曲菌属（Campylobacter）是一类微需氧菌，不形成芽胞、氧化酶阳性、有动力的革兰阴性弯曲状杆菌，主要为空肠弯曲菌和结肠弯曲菌。其中空肠弯曲菌（Campylobacter jejuni）是引起人类腹泻的常见食源性致病菌，是全球范围内胃肠炎的主要病因。弯曲菌的生长条件比较苛刻，常规检测及鉴定方法繁琐耗时，而且一些初步的生化试验项目不能鉴别出空肠弯曲菌和结肠弯曲菌。

随着分子生物学及基因诊断技术的进步，在分子水平检测微生物，为感染性疾病诊断提供了新的检测手段。16S 核糖体 RNA（16S ribosomal RNA，16S rRNA）是原核生物的核糖体中 30S 亚基的组成部分，16S rRNA 基因是细菌上编码 rRNA 相对应的 DNA 序列，存在于所有细菌的基因组中，是细菌进化过程中最为保守的基因。16S rRNA 基因中有些基因序列在长期进化过程中始终保持稳定，现已作为标记基因广泛应用于细菌分类学和细菌的分子流行病学研究。请同学们根据所学的分子生物学理论和技术设计实验：如何利用 16S rRNA 基因准确鉴定空肠弯曲菌？

（陈 茶）

实验四十 血浆循环 DNA 水平诊断肝细胞癌

肝细胞癌（hepatocellular carcinoma，HCC）是我国常见恶性肿瘤之一。其恶性程度高，进展快且预后差，准确及时的诊断对其治疗和预后判断有重要意义。甲胎蛋白（α-fetoprotein， αFP 或 AFP）是目前应用最广泛的 HCC 诊断标记物，但仍有 30%~40% 的 HCC 患者 AFP 水平为正常，而活动性肝病、生殖腺胚胎瘤患者和妊娠妇女的 AFP 水平也会升高。

血浆循环 DNA 是存在于血液、脑脊液、滑膜液等体液中的细胞外游离 DNA。血浆循环 DNA 水平是一种新的肿瘤诊断及预后判断的标志物，可用于 HCC 的早期诊断、转移和预后的判。请同学们根据所学的分子生物学理论和技术设计实验：①如何准确定量检验血浆循环中 DNA 水平？②如何分析血浆循环 DNA 水平在诊断 HCC 中的价值？

（李有强）

实验四十一　细胞色素 P-450 药物代谢基因型与表型的分析

由细胞色素 P-450 酶系（CYP-450）催化的药物生物转化在药物代谢中起重要的作用。现已经确定的细胞色素 P-450 家族含 40 多个亚族，其中 CYP2D6 编码的蛋白质是最具有多态性的酶，到目前为止，已报道了超过 100 种多态性；虽然 CYP2D6 占细胞色素 P-450 的总量只有 2% 左右，但其编码的酶催化的药物占临床用药的 20%，而且许多相关药物的治疗浓度范围窄（低浓度时疗效不佳，而较高浓度时出现毒性作用），所以检测 CYP2D6 的多态性可预知候选药物在体内的药代动力学特性及其代谢物，最终有助于我们寻找更为安全、合理和有效的治疗方式，为临床医师决定治疗策略和治疗剂量提供辅助手段。请同学们根据所学分子诊断学理论和技术，设计实验检测人外周血基因组 DNA 中 CYP2D6 基因的 1、2、3、4、5、6、9、10、41 等位基因型，并在同班同学中进行检测后计算每种基因型出现的频率，同时根据基因型初步判断每位同学细胞色素 P-450 药物代谢表型，探讨分子诊断技术在临床个体化用药方案中的重要意义。

（刘　湘）

实验四十二　耐药性的分析

某位患者疑为淋球菌感染，用青霉素治疗炎症有所缓解，但是持续用药 2 周之后，发现病情反复或有加重的趋势，实验室检查排除其他感染的可能，请用分子生物学检验技术原理分析可能的原因，如何检测？[提示青霉素主要通过靶向青霉素结合蛋白（PBPs）作用于淋球菌，而编码 PBPs 的基因主要有 *penA*、*ponA* 基因]

（金　晶）

附 录

附录一 核酸和蛋白质数据

1. 分光光度换算

    1 个 A_{260} 双链 DNA = 50μg/ml

    1 个 A_{260} 单链 DNA = 30μg/ml

    1 个 A_{260} 单链 RNA = 40μg/ml

2. DNA 摩尔换算

    1μg 1000bp DNA = 1.52pmol = 3.03pmol 末端

    1μg pBR322 DNA = 0.36pmol

    1pmol 1000bp DNA = 0.66μg

    1pmol pBR322 = 2.8 μg

    1kb 双链 DNA（钠盐）= $6.6×10^5$

    1kb 单链 DNA（钠盐）= $3.3×10^5$

    1kb 单链 RNA（钠盐）= $3.4×10^5$

    脱氧核糖核苷的平均 Mr = 324.5

3. 蛋白质摩尔换算

    100pmol Mr 为 100 000 蛋白质 = 10μg

    100pmol Mr 为 50 000 蛋白质 = 5μg

    100pmol Mr 为 10 000 蛋白质 = 1μg

    氨基酸的平均 Mr = 126.7

4. 蛋白质/DNA 换算

    1kb DNA = 333 个氨基酸编码容量 = $3.7×10^4$ 蛋白质（Mr）

    10 000 蛋白质（Mr）= 270bp DNA

    30 000 蛋白质（Mr）= 810bp DNA

    50 000 蛋白质（Mr）= 1.35kb

    100 000 蛋白质（Mr）= 2.7kb DNA

5. 氨基酸与其对应的密码子表

第一个核苷酸	第二个核苷酸				第三个核苷酸
（5'端）	U	C	A	G	（3'端）
U	苯丙氨酸	丝氨酸	酪氨酸	半胱氨酸	U
	苯丙氨酸	丝氨酸	酪氨酸	半胱氨酸	C
	亮氨酸	丝氨酸	终止密码子	终止密码子	A
	亮氨酸	丝氨酸	终止密码子	色氨酸	G

续表

第一个核苷酸	第二个核苷酸				第三个核苷酸
(5'端)	U	C	A	G	(3'端)
C	亮氨酸	脯氨酸	组氨酸	精氨酸	U
	亮氨酸	脯氨酸	组氨酸	精氨酸	C
	亮氨酸	脯氨酸	谷氨酰胺	精氨酸	A
	亮氨酸	脯氨酸	谷氨酰胺	精氨酸	G
A	异亮氨酸	苏氨酸	天冬酰胺	丝氨酸	U
	异亮氨酸	苏氨酸	天冬酰胺	丝氨酸	C
	异亮氨酸	苏氨酸	赖氨酸	精氨酸	A
	甲硫氨酸	苏氨酸	赖氨酸	精氨酸	G
G	缬氨酸	丙氨酸	天冬氨酸	甘氨酸	U
	缬氨酸	丙氨酸	天冬氨酸	甘氨酸	C
	缬氨酸	丙氨酸	谷氨酸	甘氨酸	A
	缬氨酸	丙氨酸	谷氨酸	甘氨酸	G

6. 琼脂糖凝胶浓度与线性 DNA 分辨范围表

琼脂糖凝胶浓度（%）	线性 DNA 的有效分离范围（kb）
0.3	5~60
0.6	1~20
0.7	0.8~10
0.9	0.5~7
1.2	0.4~6
1.5	0.2~4
2.0	0.1~3

7. 丙烯酰胺浓度与 DNA 分辨范围表

丙烯酰胺（%）	线性 DNA 的有效分离范围（kb）
3.5	100~2000
5.0	80~500
8.0	60~400
12.0	40~200
15.0	25~150
20.0	6~100

附录二 常用试剂的配制

1. 1mol/L Tris-HCl（pH 8.0）贮存液 121.1g Tris 碱溶于800ml 去离子水中，加入浓 HCl（约42ml）调 pH 至8.0，加水至1000ml，分装，高压灭菌。

2. 0.5mol/L EDTA-2Na（pH 8.0）贮存液 18.61g EDTA-2Na·$2H_2O$ 溶于80ml 去离子水中，磁力搅拌器上剧烈搅拌。用 NaOH 调节溶液 pH 至8.0（约需2gNaOH 颗粒）加水定容至100ml，分装，高压，室温保存。（EDTA-2Na 需要加 NaOH，将溶液 pH 调节至近8.0时，才能完全溶解）

3. TE 缓冲液（pH 8.0） 10mmol/L Tris-HCl，1mmol/L EDTA-2Na。

4. 20%（W/V）SDS 贮存液 100g 十二烷基硫酸钠溶于400ml 灭菌去离子水，加热至68℃助溶，加几滴浓盐酸调 pH 至7.2，加水定容至500ml，分装，室温保存（SDS 是一种有毒刺激物，呈微细晶粒，易扩散，称量完毕后清除天平及台面残留的 SDS）。

5. 细胞裂解液 I 10mmol/L Tris-HCl（pH 8.0），0.1mol/L EDTA-2Na（pH 8.0），0.5% SDS，20μg/ml 无 DNA 酶的胰 RNA 酶（使用前临用时加入）。

6. ACD 抗凝剂 0.48g 枸橼酸，1.32g 枸橼酸钠，1.47g 葡萄糖溶于100ml 蒸馏水。

7. 磷酸盐缓冲液（PBS，pH 7.4） 将 0.2g KCl，8g NaCl，0.24g KH_2PO_4 和 1.44g Na_2HPO_4 溶于800ml 双蒸水中，以 HCl 将 pH 调至7.4，加双蒸水至终体积1000ml，分装，高压灭菌后室温保存。

8. Tris 盐缓冲液（TBS，pH 7.4） 8g NaCl，0.2g KCl，3g Tris 碱溶于800ml 去离子水中，加 0.015g 酚红，用浓 HCl 调 pH 至7.4，加水至1000ml，分装，高压灭菌，室温保存。

9. 20mg/ml 蛋白酶 K 用灭菌的 50mmol/L Tris-HCl（pH 8.0）配制，分小包装，-20℃贮存，可反复冻融。

10. Tris 饱和苯酚（pH 8.0） 取重蒸苯酚室温放置一段时间后，68℃水浴融化，加 8-羟基喹啉至终浓度0.1%（W/V），溶解混匀，倒入分液漏斗中。加入等体积的 0.5mol/L 的 Tris-HCl（pH 8.0）溶液，反复混匀，静置分层；取下层黄色苯酚液于另一离心管中，加入 0.1mol/L 的 Tris-HCl（pH 8.0）溶液和0.2%的 β-巯基乙醇（原液 14.4mol/L），摇匀，去水相。反复萃取直至 pH 为8.0，最后加入10% 0.1mol/L Tris-HCl（pH 8.0）封液，保存于棕色瓶，4℃避光保存1个月以上。8-羟基喹啉是一种氧化剂，苯酚加入后变黄色。如溶液黄色消失或呈粉红色，表明 8-羟基喹啉已耗尽，并有苯酚氧化物存在，不能使用。

11. 3mol/L 乙酸钠（pH 5.2） 408.1g 三水合乙酸钠用800ml 双蒸水溶解，用冰乙酸调节 pH 至5.2，加水定容至1000ml，分装，高压。

12. 透析缓冲液 50mmol/L Tris-HCl，10mmol/L EDTA-2Na（pH 8.0）。

13. 6mol/L NaI 称取 0.75g Na_2SO_4，45g NaI 溶于双蒸水中（约30min），定容至40ml。用 Whatman 滤纸过滤，装于棕色试剂瓶内，避光保存。

14. LB（Luria-Bertani）培养基 950ml 去离子水中加入 10g 胰蛋白胨、5g 酵母提取物、10g NaCl，摇荡加热至溶解，用 5mol/L NaOH（约1.6ml）调 pH 至7.5，加水定容至1000ml，高压灭菌（LB 培养基不能反复高压）。若制备固体培养基则在灭菌前加入1.5%琼脂粉。

15. 氨苄西林（Ampicillin，Amp）母液 配成 50mg/ml 水溶液，-20℃贮存。

16. LB-AMP 液体培养基 在 100ml LB 培养基中加入 0.1ml 50mg/ml 氨苄西林母液。

17. LB-AMP 固体培养基（含氨苄西林50μg/ml） 在 100ml LB 培养基中加 1.5g 琼脂

粉,经高压灭菌后冷却至55℃,加入0.1ml 50mg/ml 氨苄西林母液,超净台中铺平板,制备 LB-AMP 固体培养基。

18. **1mol/L EDTA**　800ml 水中加 372.2g EDTA-2Na·2H$_2$O,约 20g NaOH,调 pH 至 8.0,定容至 1000ml,高压灭菌。

19. **GTE 缓冲液**　50mmol/L 葡萄糖、25mmol/L Tris-HCl（pH 8.0）、10mmol/L EDTA（pH 8.0）,高压灭菌,4℃贮存（GTE 缓冲液不可反复高压灭菌）。

20. **NaOH-SDS 溶液**　双蒸水 880μl,加入 20μl 10mol/L NaOH,100μl 10% SDS,使用前临时配制（室温过低时,SDS 的溶解度会明显降低,需要加热）。

21. **3mol/L 乙酸-乙酸钾溶液**　29.5ml 冰乙酸加 KOH 颗粒调 pH 至 4.8,加双蒸水定容至 100ml,室温贮存。

22. **2μg/μl RNA 酶**　用 TE（pH 8.0）缓冲液配制。

23. **5mol/L LiCl 溶液**　21.2g LiCl 溶于 90ml 双蒸水中,完全溶解后定容至 100ml。高压灭菌,4℃保存。

24. **PEG-MgCl$_2$ 溶液（PEG 8000,30mmol/L MgCl$_2$）**　用无菌双蒸水溶解聚乙二醇（PEG 8000）40g,定容至 100ml,并使 MgCl$_2$ 浓度为 30mmol/L。0.22μm 滤膜过滤,室温保存。

25. **0.1% 焦碳酸二乙酯（DEPC）水**　将 1ml DEPC 加入 1000ml 双蒸水中混匀,室温下放置过夜,高压灭菌后室温保存。

26. **变性液**　将 250g 异硫氰酸胍,26.4ml 10% 十二烷基肌氨酸钠和 17.6ml 0.75mol/L（pH 7.0）枸橼酸钠溶于 293ml DEPC 水中,65℃磁力搅拌至完全溶解,室温避光保存可稳定数月。临用前加入终浓度 0.1mol/L 的 β-巯基乙醇。

27. **2mol/L 乙酸钠（pH 4.0）**　272.3g 三水合乙酸钠溶于 800ml 双蒸水中,以冰乙酸调节 pH 至 4.0,加双蒸水定容至 1000ml,分装,高压灭菌后室温保存。

28. **含 0.1mmol/L EDTA（pH 7.5）的 DEPC 水**　将 37.2g EDTA-2Na·2H$_2$O 溶于 800ml DEPC 水中,磁力搅拌,以 NaOH 调 pH 至 7.5,双蒸水定容至 1000ml。分装,高压灭菌后室温保存。（EDTA-2Na·2H$_2$O 需用 NaOH 调节 pH 接近 7.5 才能溶解）

29. **20×SSC 溶液**　88.2g 枸橼酸钠,175.3g NaCl,溶于 800ml 双蒸水中,以 10mol/L NaOH 调 pH 至 7.0,双蒸水定容至 1000ml,分装,高压灭菌处理。

30. **TAE 缓冲液**

（1）贮存液 50×TAE　每升溶液中含 242g Tris,57.1ml 冰乙酸,100ml 0.5mol/L EDTA（pH 8.0）。

（2）工作液 1×TAE。

31. **6×上样缓冲液**　0.25% 溴酚蓝,0.25% 二甲苯青,30%（W/V）甘油溶液。

32. **1.0% 琼脂糖凝胶**　往 100ml 1×TAE 中加入 1g 琼脂糖加热溶解后制胶。

33. **10mg/ml EB**　取 200mg EB,加 20ml 双蒸水,磁力搅拌器搅拌数小时至完全溶解,装入棕色试剂瓶,用铝箔或黑纸包裹,4℃保存（EB 是一种强烈诱变剂和毒性物质,操作时必须戴手套,避免直接接触和吸入）。

34. **10×上样缓冲液**　10mmol/L EDTA（pH 8.0）,50% 甘油（用 DEPC 水稀释）,0.25% 二甲苯青,0.25% 溴酚蓝,高压灭菌后分装,-20℃保存。

35. **10×MOPS 电泳缓冲液**　0.2mol/L MOPS（pH 7.0）,10mmol/L EDTA（pH 8.0）,20mmol/L 乙酸钠。用 DEPC 水配制,0.45μm 微孔滤膜过滤除菌,室温避光保存,临用前稀释 10 倍。

36. **45% 丙烯酰胺贮存液**　将 434g 丙烯酰胺单体和 16g N,N'-亚甲基双丙烯酰胺加入

600ml 双蒸水中，37℃加热至完全溶解，用双蒸水补足体积至 1000ml（pH 7.0），硝酸纤维膜过滤，棕色瓶室温贮存（可稳定保存两个月）。

37. KOH-甲醇溶液　将 5g KOH 加到 100ml 甲醇中，于玻璃瓶中密闭保存。

38. 10×TBE 电泳缓冲液　54g Tris，27.5g 硼酸，20ml 0.5mol/L EDTA（pH 8.0）加入 450ml 蒸馏水溶解后，加水定容至 500ml。用前稀释 10 倍。

39. 不含染料的甲酰胺上样缓冲液　10mmol/L EDTA（pH 8.0）、800g/L 去离子化甲酰胺。

40. 含染料的甲酰胺上样缓冲液　甲酰胺上样缓冲液与染料水溶液（0.05% 溴酚蓝和 0.05% 二甲苯青 FF）1∶1 混合。

41. 细菌裂解液　20mmol/L 乙酸钠，40mmol/L Tris-HCl，10mmol/L EDTA，2%SDS。

42. 碱变性液　0.5mol/L NaOH，1.5mol/L NaCl（pH 13.1）。

43. 中和液　0.5mol/L Tris-HCl（pH 7.5），1.5mol/L NaCl。

44. 预杂交液　6×SSC，5×Denhardt's 溶液，0.5%SDS，100μg/ml 变性鲑鱼精子 DNA，50% 甲酰胺。

45. 0.5mol/L 的 EDTA　EDTA 16.61g 加双蒸水至 80ml，调 pH 至 8.0，定容至 100ml。

46. 5×甲醛凝胶电泳缓冲液　10.3g MOPS[3-(N-吗啡啉)丙磺酸]，加 400ml 50mmol/L 的乙酸钠，用 2mol/L 的 NaOH 调 pH 至 7.0，再加入 10ml 0.5mol/L 的 EDTA，加 DEPC 水至 500ml。无菌抽滤，室温避光保存。

47. 50×Denhardt 溶液　0.5g 聚蔗糖、0.5g 聚乙烯吡咯烷酮、0.5g 牛血清白蛋白（BSA）加双蒸水至 50ml，无菌抽滤、分装后于 -20℃ 储存。

48. 甲酰胺预杂交液　5ml 20×SSC，10ml 甲酰胺，4ml 50×Denhardt 溶液，0.2ml 1mol/L 磷酸钠缓冲液（pH 6.6），1ml 10%SDS，总体积 20ml。临用前加入终浓度为 4μl/ml 的变性鲑鱼精 DNA（10mg/ml）。

49. 变性鲑鱼精子 DNA　10mg 鲑鱼精子 DNA 溶解在 1ml 水中，用粗的注射器针头快速抽吸 20 次以剪切 DNA，然后置沸水中 10min，迅速冷却，-20℃ 保存。临用前再加热至 100℃ 5min，并置冰浴中冷却。

50. 洗液 3（pH 7.5）　0.1mol/L Tris，0.15mol/L NaCl，0.3%Tween 20。

51. 封闭液（pH 7.5）　5%BSA，0.1mol/L NaCl，0.2%Triton 100，0.1mol/L Tris。

52. 检测液（pH 9.5）　1mol/L Tris-HCl，0.1mol/L NaCl，50mmol/L $MgCl_2$（20℃ 预热）。

53. 显色液　加 66μl NBT 和 11μl BCIP 到 10ml 检测液中，新鲜配制。

54. 10×PCR 缓冲液　100mmol/L Tris-HCl（pH 8.3），500mmol/L KCl，0.1% 明胶和 15mmol/L $MgCl_2$。一般酶都有自带 10×缓冲液。

55. 脱氧核苷三磷酸（dNTPs）混合液　含 dATP、dGTP、dCTP、dTTP 各 2mmol/L。

56. 变性上样液　95% 甲酰胺，0.03% 二甲苯青，0.05% 溴酚蓝，20mol/L EDTA（pH 8.0），室温保存备用。

57. 染色液　将 2g $AgNO_3$ 溶于蒸馏水中，并定容至 1000ml，室温保存。

58. 显示液　将 15g NaOH 溶于蒸馏水中，并定容至 1000ml，室温保存。

59. 5×TBE 缓冲液　取 Tris 碱 54g，硼酸 27.5g，加双蒸水约 900ml 完全溶解，再加入 0.5mol/L EDTA（pH 8.0）溶液 20ml，定容至 1 L，电泳时稀释 10 倍。

60. 10×限制性酶缓冲液　500mmol/L Tris-HCl（pH 8.0），100mmol/L $MgCl_2$，500mmol/L NaCl，10mmol/L DTT，临用前在 1×限制性酶缓冲液加牛血清白蛋白（BSA）至终浓度 0.1mg/ml。

61. 10×T4 DNA 连接酶缓冲液　660mmol/L Tris-HCl（pH 7.5），50mmol/L $MgCl_2$，

50mmol/L DTT（二硫苏糖醇），50mmol/L ATP。

62. 0.1mol/L CaCl₂溶液　称取 1.11g CaCl₂，溶于 50ml 双蒸水中，定容至 100ml，高压灭菌。

63. 含 15%甘油的 0.1mol/L CaCl₂　称取 1.11g CaCl₂，溶于 50ml 重蒸水中，加入 15ml 甘油，定容至 100ml，高压灭菌。

64. IPTG　配制 24mg/ml 的 IPTG，用 0.22μm 滤膜过滤除菌。小份分装（1ml/份）后，-20℃保存。

65. X-Gal　配制 20mg/ml 的 X-Gal，小份分装（1ml/份）后，-20℃保存。

66. IPTG（20%，0.8mol/L）　用 8ml 蒸馏水溶解 2g IPTG 配制成 20%的溶液，定容至 10ml，0.22μm 滤器过滤除菌，分装后储于-20℃。

67. 卡那霉素（100mg/ml）　100mg 卡那霉素溶于 1ml 双蒸水中，0.22μm 滤器过滤除菌，-20℃保存。

68. 细胞裂解缓冲液 I　50mmol/L Tris-HCl（pH 8.0），1mmol/L EDTA（pH 8.0），100mmol/L NaCl。

69. 细胞裂解缓冲液 II　50mmol/L Tris-HCl（pH 8.0），10mmol/L EDTA（pH 8.0），100mmol/L NaCl，5%TritonX-100。

70. 包涵体溶解缓冲液 I　50mmol/L Tris-HCl（pH 8.0），10mmol/L EDTA（pH 8.0），100mmol/L NaCl，8mol/L 尿素，1mol/L PMSF，缓冲液现配现用。

71. 包涵体溶解缓冲液 II　50mmol/L KH₂PO₄（pH 10.7），1mmol/L EDTA（pH 8.0），100mmol/L NaCl。

72. 30%丙烯酰胺贮存液　29g 丙烯酰胺和 1g N，N′-亚甲基双丙烯酰胺溶于 100ml 热水中，验证其 pH 不大于 7.0（置棕色瓶中，4℃保存）。

73. 分离胶缓冲液　36.3g Tris，加入 48.0ml 1mol/L HCl 溶液，再加超纯水到 100ml，pH 8.8。

74. 10%过硫酸铵（ammonium persulphate，AP）　0.5g AP 溶于 4ml 水中，定容至 5ml，新鲜配制使用。

75. 浓缩胶缓冲液　5.98g Tris，加 48.0ml 1mol/L HCl 溶液，加超纯水到 100ml，pH 6.8。

76. 2×样品溶解液　2% SDS、5%巯基乙醇、10%甘油、0.02%溴酚蓝、0.01mol/L Tris-HCl（pH 8.0）。

77. 5×Tris-甘氨酸电泳缓冲液　15.1g Tris，94g 甘氨酸和 50ml 10%（W/V）SDS 贮存液，定容至 1000ml。

78. 考马斯亮蓝 R 染色液　每 100ml 甲醇、水、冰乙酸混合物（9:9:2）中，溶解 0.25g 考马斯亮蓝 R，过滤除去未溶物。

79. 细胞裂解液 II　2mol/L 硫脲，7mol/L 尿素，4%3［(3-胆酰胺丙基）二甲氨基］丙磺酸，60mmol/L DTT，40mmol/L Tris-base，0.2%两性电解质载体。

80. 水化液　2mol/L 硫脲，7mol/L 尿素，4%3［(3-胆酰胺丙基）二甲氨基］丙磺酸，40mmol/L Tris，0.2%两性电解质载体。

81. 平衡液储液　6mol/L 尿素，30%甘油，2%SDS，50mmol/L Tris-HCl 缓冲液（pH 8.8）及溴酚蓝。

82. 平衡液 A　平衡液储液中加入 1%DTT。

83. 平衡液 B　平衡液储液中加入 2.5%碘乙酰胺。

84. 0.5%琼脂糖　0.05g 琼脂糖，25μl 溴酚蓝，电极缓冲液定容至 10ml。

85. 敏化液　150ml 无水乙醇，1.5688g $Na_2S_2O_3 \cdot 5H_2O$，34g 无水乙酸钠，先用水溶解 $Na_2S_2O_3 \cdot 5H_2O$ 和乙酸钠，再加乙醇，最后定容至 500ml。

86. 显影液　12.5g 无水 Na_2CO_3，用超纯水定容至 500ml，0.1ml 37%甲醛，临用时加入。

87. 终止液　7.3g EDTA-2Na·$2H_2O$，用超纯水定容至 500ml。

88. 细胞裂解液Ⅲ　50mmol/L Tris-HCl（pH 7.5），150mmol/L NaCl，1%NP-40，1mmol/L PMSF，10U/ml 抑肽酶（蛋白酶抑制剂临用时加入）。

89. 转移缓冲液　39mmol/L 甘氨酸，48mmol/L Tris，0.037%SDS，20%甲醇。

90. 膜染色液　0.2g 考马斯亮蓝，80ml 甲醇，2ml 乙酸，118ml 双蒸水。

91. TBST 溶液　100mmol/L Tris（pH 7.5），0.9%NaCl，0.1%Tween 20。

92. 封闭液（含5%脱脂奶粉 TBST，现配）　1.0g 脱脂奶粉溶于 20ml 的 TBST 中。

参考文献

[1] 钱士匀. 分子诊断学实验指导 [M]. 北京：高等教育出版社，2006.

[2] 徐克前. 分子生物学检验技术实验指导 [M]. 北京：人民卫生出版社，2007.

[3] J. 萨姆布鲁克等著，黄培堂等译. 分子克隆实验指南 [M]. 3版. 北京：科学出版社，2002.

[4] 卢圣栋. 现代分子生物学实验技术 [M]. 2版. 北京：中国协和医科大学出版社，1999.

[5] 李永明. 实用分子生物学方法手册 [M]. 北京：科学出版社，1998.

[6] 陈德富. 现代分子生物学实验原理与技术 [M]. 北京：科学出版社，2006.

[7] 胡维新. 分子生物学常用实验操作 [M]. 长沙：湖南科学技术出版社，2003.

[8] 彭卫生. 新编结核病学 [M]. 北京：中国医药科技出版社，2002.

[9] 中华人民共和国卫生部医政司. 全国临床检验操作规程 [M]. 南京：东南大学出版社，2006.

[10] 钱士匀. 临床生物化学与检验实验指导 [M]. 北京：人民卫生出版社，2007.

[11] 楼士林. 基因工程 [M]. 北京：科学出版社，2005.

[12] F. M. 奥斯伯，马学军等译. 精编分子生物学实验指南 [M]. 4版. 北京：科学出版社，2005.

[13] 魏群. 分子生物学实验指导 [M]. 北京：高等教育出版社，1999.

[14] R.J. 辛普森. 蛋白质与蛋白质组学实验指南 [M]. 北京：科学出版社，2003.

[15] 丁显平. 现代临床分子与细胞遗传学技术 [M]. 成都：四川大学出版社，2002.

[16] 黄留玉. PCR最新技术原理、方法及应用 [M]. 2版. 北京：化学工业出版社，2011.

[17] 张惟材，朱力，王玉飞. 实时荧光定量PCR [M]. 北京：化学工业出版社，2013.

[18] 周剑波. PCR法检测结核杆菌的研究 [J]. 现代中西医结合杂志，2003，12（24）：2701.

[19] 张国广. H5N1亚型禽流感病毒M基因的克隆与分子进化分析 [J]. 厦门大学学报（自然科学学报），2008，47（s2）：16-20.

[20] 宋金洁，王涛，徐小洁. 带myc标签的人HER2基因真核表达载体的构建及其生物学功能 [J]. 细胞与分子免疫学杂志，2013，29（6）：606-612.

[21] Nicoletti VG, Condorelli DF. Optimized PEG method for rapid plasmid DNA purification: high yield from " midi-prep" [J]. Biotechniques, 1993, 14 (4): 532-536.

[22] Kamran Tavangar, Andrew R. Hoffman, Fredric B. Kraemer. A micromethod for the isolation of total RNA from adipose tissue [J]. Analytical Biochemistry, 1990, 186 (1): 60-63.

[23] Welzel TM, Miley WJ, Parks TL. Real-time PCR assay for detection and quantification of hepatitis B virus genotypes A to G [J]. J Clin Microbiol, 2006, 44: 332-333.

[24] Olioso D, Boarettli M, Ligozzi M. Detection and quantification of hepatitis B virus DNA by SYBR green real-time polymerase chain reaction [J]. Eur J Clin Microbiol Infect Dis, 2007, 26: 43-50.

全国高等医药院校医学检验技术（医学检验）专业规划教材
第三轮修订教材目录

序号	书名	主编	单位
1	临床生物化学检验（第3版）	郑铁生	江苏大学医学院
		鄢盛恺	北京大学中日友好临床医学院
	临床生物化学检验实验指导（第3版）	涂建成	武汉大学中南医院
		李 艳	吉林医药学院
2	临床检验基础（第3版）	刘成玉	青岛大学医学院
		林发全	广西医科大学
	临床检验基础实验指导（第2版）	姜忠信	青岛大学医学院
		王元松	青岛大学医学院
3	临床微生物学检验（第3版）	洪秀华	上海交通大学医学院
		刘文恩	中南大学湘雅医学院
	临床微生物学检验实验指导（第2版）	彭奕冰	上海交通大学医学院
4	临床免疫学检验（第3版）	吕世静	广东医学院
		李会强	天津医科大学
	临床免疫学检验实验指导（第3版）	曾常茜	大连大学医学院
5	临床血液学检验（第3版）	胡翊群	上海交通大学医学院
		童向民	浙江省人民医院
	临床血液学检验实验指导（第2版）	丁 磊	上海交通大学医学院
		王小中	南昌大学医学院
6	临床寄生虫学检验（第3版）	吴忠道	中山大学中山医学院
		汪世平	中南大学湘雅医学院
	临床寄生虫学检验实验指导（第2版）	夏超明	苏州大学基础医学与生物科学学院
7	临床输血学检验（第3版）	胡丽华	华中科技大学同济医学院附属协和医院
	临床输血学检验实验指导（第2版）	胡丽华	华中科技大学同济医学院附属协和医院
8	分子诊断学（第3版）	李 伟	温州医科大学
		黄 彬	中山大学中山医学院
	分子诊断学实验指导（第2版）	金 晶	温州医科大学
		陈 茶	广州中医药大学第二附属医院
9	临床实验室管理（第3版）	王 前	南方医科大学
		邓新立	中国人民解放军总医院
10	临床检验仪器（第2版）	邹 雄	山东大学齐鲁医院
		李 莉	上海交通大学附属第一人民医院